나는 **발만**
보기로 했다

나는 발만 보기로 했다

정형외과 족부전문의
박의현의 메디컬 에세이

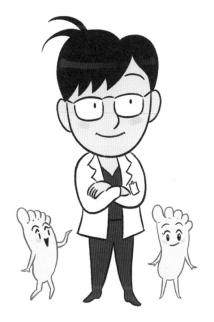

솔빛길

프롤로그

책을 읽는 순간만큼은 충청도 산골 소년이 아니었다. 과거와 미래를 오가고 세계 곳곳을 여행하며 수많은 이야기를 만날 수 있었기에 친구들과 어울려 뛰놀던 것 못지않게 방바닥에 배를 깔고 누워 책장을 펴던 그 시간을 사랑했다. 갱지로 된 연습장을 펴고는 재미있게 읽었던 대목을 옮겨 적기도 했는데, 생각을 흘려보내지 않고 어딘가에 끄적거리는 습관은 어른이 된 지금까지 몸에 배어 적잖게 신세를 지고 있다.

돌이켜보면 방황도 제법 있었고 고비도 여럿 넘었던 청년 시절에 그래도 길을 잃지 않고 오늘까지 걸어올 수 있었던 것에는 벗들과 함께 읽고 토론했던 책들의 공덕이 있었지 싶다. 대학가 하숙방에서 과자 한 봉지를 안주 삼아 막걸리를 기울일 때마다 서로의 생각이 다르다는 것을 확인하면서 또 다른 세상을 배웠다. 어린 시절 책에서 재미를 알았다면 청년 시절엔 막걸리 냄새가 밴 책들 사이에서 시대를 배웠다.

의사란 되기 위해서나 되고 나서나 끊임없이 공부를 해야만 살아남을 수 있다고 감히 말할 수 있다. 의사의 길을 걷노라면 무수한 책들과 논문을 단기간에 독파하고 기억해야 하는 경우가 많은데, 어려서부터 책을 좋아한 덕분에 남들보다는 좀 더 할 만했다고 조심스럽게 덧붙이고 싶다. 충청도 산골 소년 박의현은 자신이 의사가 될 거라고는 생각도 하지 못했지만, 그의 책 읽는 취미만큼은 의대생 박의현이 정형외과 전문의가 되는 길에 나름 도움을 준 것이다.

책 읽기를 좋아하고 생각을 글로 옮기는 것도 좋아하지만, 자신의 삶을 돌아보고 기록한다는 것에는 한없이 조심스러울 수밖에 없었다. 그럼에도 용기를 내어본 것은 어느덧 성인이 되어가는 아들을 보아서였다. 많은 아버지들이 그렇겠지만 나 역시 자식 앞에서는 과묵해지곤 했다. 속으로는 좀 더 가까워지고 싶었지만 말이다. 어엿하게 자라나 대학이라는 새로운 도전을 준비하는 아들을 지켜보며 아버지에게도 그런 시절이 있었음을 나누고 싶었다.

나는 왜 의사가 되었는가? 한동안 이 질문을 마주하며 자신을 돌아보았다. 의사의 삶이란 늘 시간에 쫓기게 마련이어서 되새겨볼 여유가 없었는데, 그동안 걸어온 길을 되짚어 보고 글로 적어나가면서 내 자신을 다른 각도에서 볼 수 있었다. 아들과 소통을 하고 싶어 시작한 일들이 결국엔 나 자신을 돌아보는 시간이 되었고, 앞으로 나아갈 길을 다짐하는 기회가 되었다. 늘 그렇듯이 부모가 자식을 키우는 것 같지만 사실은 자식 덕분에 부모가 성장하는 것이리라.

우연히 원고를 본 출판사 관계자분께서 족부 전문의라는 미지의 분야를 독자들에게 소개하는 기회가 되겠다고 용기를 주셔서 출간에 이르게 되었다. 이 출판사 관계자분과의 인연도 환자와 의사로 시작된 것이어서 진료실과 수술실을 오가는 것만 알고 지낸 삶이었지만, 그 안에서 과분한 것들을 채워나가고 있음을 새삼 느끼게 되었다. 졸저가 세상에 나오기까지 도움 주신 모든 분께 감사드리며, 지금까지 그래왔던 것처럼 앞으로도 '의사'라는 두 글자를 무겁게 여기는 박의현이 되겠다고 다짐해본다.

특별히 사랑하는 아내 우선경에게 감사의 마음을 전한다. 늘 병원 일을 앞세우는 남편을 묵묵히 지원해주며 용기를 주었다. '멀리 가려면 함께 가라'는 이야기를 들었는데 내게는 아내가 바로 그런 동반자다.

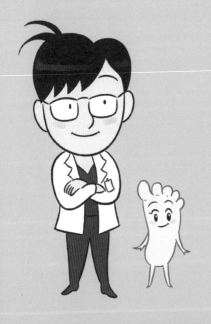

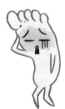

Chapter 2

그렇게 나는 의사가 되었다

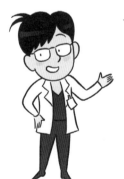

Chapter 3

발이 편해야 삶이 편하다

Chapter 1

세상에 아프지 않은 발은 없다

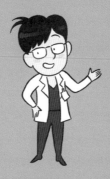

발 고치는 의사

"선생님! 여기서 뵙네요!"

해외 학회 참석을 위해 인천국제공항에서 비행기를 기다리고 있을 때였다. 누군가 반가운 목소리로 인사를 해서 돌아보니 젊은 여성 둘이 다가와있었다. 두 사람 모두 커다란 배낭을 메고 있었는데, 그중 한 여성이 밝은 표정으로 다가오며 반가워했다. 솔직히 사람 얼굴을 잘 기억하는 편은 아니라서 일단 웃는 얼굴로 답하기는 했지만 누구인지 바로 떠오르지 않아 조금은 당황했었다.

"이분이 내 발 고쳐주신 원장님이셔!"

나를 알아보고 다가온 여성은 우리 병원에서 치료를 받으신 환자분이셨다. 무지외반증으로 오랫동안 고생을 하다가 우리 병원에서 수술을 받고 완치되었다며 일행에게 설명을 하는데, 무지외반증의 원인과 경과 그리고 치료법에 대해서 나름 전문가가 되어있었다. 나는 늘 병원에서 메디컬 탑 팀의 마지막 팀원은 환자 자신이라고 강조하는데, 이 여성분이야말로 그런 내 이론의 산 증인이었다.

무지외반증에 대한 설명을 마치자 어색한 침묵이 흘렀다. 알고 보니 젊은 여성은 나를 보고 반가운 마음에 자기도 모르게 다가와 불쑥 인사를 건넸지만 내 이름은 몰라서 그냥 '원장님'이었고, 병원 이름만 기억하고 있었다. 의사의 눈으로 그분의 발을 슬쩍 살펴보았다. 샌들 분위기의 트래킹화를 신고 있어 노출된 부위를 보니 수술의 성과도 좋았고 사후 관리도 잘 따른 것이 분명해서 건강한 발을 유지하고 있었다.

그분은 내가 자신의 발을 살피는 것을 보고는 수술 이후 발을 어떻게 관리했는지 자랑하기 시작했다. 무지외반증은 수술을 통해 극적인 변화를 경험할 수 있지만, 모든 치료가 그렇듯이 일상으로 돌아가 잘 관리하는 것이 중요하다. 이분처럼 수술로 통증이 씻은 듯이 없어졌다고 방심하지 않고 올바른 습관을 들이려 노력하는 환자들은, 평생 건강을 바닥에서 받쳐주는 두 발을 건강한 친구로 곁에 둘 수 있다.

간단히 말해 '엄지발가락이 휜다'고 할 수 있는 무지외반증의 통증은 겪어보지 않은 사람은 얼마나 고통스러운 것인지 잘 모를 것이다. 그깟 발가락 아픈 것이 문제냐고 하겠지만, 발 자체의 통증도 괴롭지만 발이 무너지면서 발목과 무릎 그리고 허리와 목에까지 악영향을 끼치기 때문이다. 그래서 발의 고통이 전신으로 퍼져나가면서 일상생활 자체가 힘들 지경이다.

수술로 무지외반증을 바로 잡으면 당장 발의 고통으로부터 해방되는 것은 물론 온 몸의 균형이 바로잡히는 효과가 있다. 많은 환자분들이 어쩐지 몸이 꼿꼿해지고 힘이 나는 것 같다고 하는데, 단지 기분이 그런 것이 아니라 실제로 발이 건강해지면서 전신의 밸런스가 좋아지기 때문이다. 겪어보지 않은 사람에게 발의 통증을 설명하는 것이 어려운 것처럼, 발의 아픔으로부터 해방되는 것이 얼마나 개운한 것인지도 겪어보지 않은 사람은 모를 것이다.

자신도 모르게 내게 다가와 인사를 한 것은 그만큼 발이 편해졌기 때문일 것이다. 내 이름을 기억하지 못한다고 서운할 것도 없었다. 오히려 '발 고쳐준 의사'로 기억하고 반갑게 다가와준 것이 고마울 뿐이었다. 정형외과 전문의로서 족부, 그러니까 발 하나만 보고 걸어온 것에 보람을 느끼는 순간이었다. 발의 건강을 바로 세움으로써 삶의 질을 향상시킨다는 것이 족부 전문의로서 내 사명이라는 것을 새삼 깨닫게 되었다.

오랜 친구와 함께 산티아고 순례길로 향한다고 했다. 여중생 때부터 꿈으로만 간직하던 여행에 도전한다고 했다. 돌아서서 스마트폰으로 산티아고 순례길을 검색해보니 끝없이 펼

처진 길을 걸으며 자신을 돌아보는 여정이었다. 다녀온 이들의 후기를 보니 강도 높은 도보 여행이라고 하는데, 그분의 건강한 발이라면 걱정하지 않아도 될 것이다. 아니, 출퇴근조차 두렵게 만들던 그분의 발이 이제는 오랫동안 벼르던 꿈의 순례길에 함께하는 건강한 친구가 되었으니 그 발을 고쳐준 의사로서 조금은 으쓱해도 될 듯싶었다.

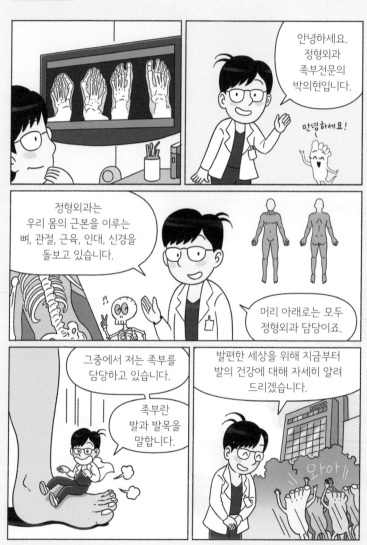

안녕하세요.
정형외과
족부전문의
박의현입니다.

안녕하세요!

정형외과는
우리 몸의 근본을 이루는
뼈, 관절, 근육, 인대, 신경을
돌보고 있습니다.

머리 아래로는 모두
정형외과 담당이죠.

그중에서 저는 족부를
담당하고 있습니다.

족부란
발과 발목을
말합니다.

편편한 세상을 위해 지금부터
발의 건강에 대해 자세히 알려
드리겠습니다.

으아아

잘 부탁드립니다!

발은 재미있다

 나는 족부질환에 집중하고 있는 정형외과 전문의다. 정형외과에서 족부라고 하면 발과 발목을 뜻한다. 내가 의사 국가시험에 합격하고 정형외과에서 전공의로 근무할 때만 해도 발을 다루는 의사도 있었고 발목을 다루는 의사도 있었지만, 족부를 모두 보는 의사는 많지 않았다. 나는 일찍부터 족부질환에서 스페셜리스트가 되는 것을 목표로 했는데, 그 이유를 묻는다면 발에서 재미를 느꼈기 때문이었다.

 족부 이야기 전에 먼저 정형외과 이야기를 하고 싶다. 흔히 정형외과라고 하면 석고붕대를 감아 골절부위를 지지해주는 깁스를 떠올릴 것이다. 학교를 다니는 동안 자기 자신은 다친 적이 없더라도 반에 깁스를 하고 나타난 친구가 한 명 정도는 있었을 것이다. 일반인들에게 정형외과란 뼈의 골절을 치료하기 위해 엑스레이를 찍고 깁스를 감아주는 곳일 것이다.

흔히 정형외과라면 뼈를 다루는 곳이라 생각하기 쉽지만, 정형외과는 팔다리와 척추를 구성하는 모든 해부학적 구조를 대상으로 하기 때문에 신체 전부에 가까운 넓은 범위를 다루고 있다. 의사들 사이의 농담으로 목을 경계로 신경외과가 머리를 맡으면 나머지 아래쪽은 모두 정형외과 관할이라는 얘기가 있을 정도니 말이다. 뼈만 다룬다는 일반인들의 생각과는 달리 정형외과는 근육과 신경까지 치료한다. 과학 시간에 배운 것처럼 팔이나 다리를 움직인다는 것은 근육, 뼈, 관절, 신경이 함께 작동해야만 가능하기 때문이다.

이야기를 꺼낸 김에 정형외과 자부심을 좀 더 부려본다면, 정형외과는 오랜 역사를 자랑하는 의학계의 조상님 과목이라고 말하겠다. 정형외과에서 정형(整形)은 '바로잡다'는 뜻의 한자어인데, 그 말의 의미는 고대 그리스의 의학에서 유래한다. 일반인들에게도 의사의 상징으로 통하는 히포크라테스는 정형외과 치료에 대한 기록을 여럿 남겼는데, 어깨관절이 빠졌을 때 제자리에 넣는 치료법 중 하나는 아예 이름이 '히포크라테스 방법'이어서 정형외과의 남다른 연륜을 증명하고 있다. 다른 과 의사들에게 양해를 구하고 말한다면 정형외과는 히포크라테스의 정신뿐 아니라 치료법까지 계승하는 나름 직계 후손이라 하겠다.

정형외과의 해부학은 입체적이고 구조적인 관점에서 인체를 보는 경향이 있다. 다른 과의 해부학이 최대한 잘게 나누어 가면서 생리학적인 결과를 쫓는다면, 정형외과의 해부학은 뼈와 관절이 어떻게 맞물려 움직이는지 운동학적인 물음을 놓고 답을 찾는 경우가 많다. 사람의 뼈와 관절이 마치 공들여 설계한 기계 장치처럼 적합한 모양으로 결합해서 움직이는 모습을 볼 때마다 정형외과의 매력을 새삼 확인하게 된다.

내가 발에 확 끌리게 된 것도 발을 해부학적으로 보게 되면서였다. 겉으로 보기에 발은 단순하고 투박한 모습을 하고 있어 별다른 특색이 없는 것처럼 보인다. 여러 관절을 가지고 정교한 움직임을 연출하는 손에 비한다면 발은 그저 덩어리진 모습으로 딛고 서는 기능 밖에는 없어 보인다. 하지만 해부학적 시선으로 발을 들여다보면 두툼한 덩어리 안에서 매우 정교한 기계 장치들이 끊임없이 움직이며 자기 역할을 해내고 있다.

뼈의 개수만 해도 그렇다. 손 하나에 27개의 뼈가 있다면 발 하나에는 26개의 뼈가 있다. 뼈의 구조면에서는 발 역시 손에 버금가는 정밀한 기관인 것이다. 같은 구조에서 출발했을 손과 발은 주된 역할에 따라 각각 정밀한 손동작을 하는 쪽과 든든하게 몸을 받치는 쪽으로 진화했을 것인데, 이런 점도 역시 내가 발에서 흥미를 느낀 부분이었다.

아이를 키워본 분이라면 갓난아기가 사람처럼 되어가는 일련의 과정을 기억할 것이다. 누워만 있던 아이는 자기 힘으로 허리에 힘을 주어 뒤집기를 시작한다. 뒤집기를 능숙하게 할 수 있으면 기어 다니기 시작한다. 처음에는 팔을 이용해서 기다가 점점 다리까지 써서 기어 다니기 시작한다. 사실 아이가 기어 다니기만 해도 활동 반경이 넓어져서 부모는 잔뜩 긴장을 해야 한다. 아이가 누워만 있을 때는 언제 크나 하던 것이 기어 다니며 이것저것 어지르기 시작하면 누워만 있을 때가 좋았다 싶은 것이다.

기어 다니기로 팔다리에 힘이 좀 붙었다 싶으면 붙잡고 일어서기를 시도한다. 아이는 여러 번 실패를 겪으며 일어서려 한다. 아직 몸에 비해 머리는 크고 다리는 튼튼하지 않은 아기가 어떻게든 일어서려 애쓰는 모습을 보면서 부모는 기특하기도 하고 걱정스럽기도 한다. 신기하게도 누가 가르쳐주는 것이 아닌데도 아기는 뭔가를 잡고 일어선 다음에 손을 놓고 두 발로만 서보려고 한다. 아기들은 비틀비틀 하다가 중심이 잡히면 무척 신기해하면서 웃기도 하는데, 부모라면 절대 놓칠 수 없는 중요한 장면인 것이다.

인간이 겪어온 진화의 중요한 장면이 아기를 키우는 모든 가정에서 재현되는 셈이다. 아이가 두 발로 직립하기 시작하면 무엇보다 손이 자유로워진다. 앉거나 서서 손으로 하는 놀이가 많아지고, 그와 비례해서 말 비슷한 것을 하는 시간이 많아지는 것도 느낄 것이다. 의미 없는 소리들이 점점 단어 비슷한 것이 되고, 뭔가 요구 사항을 말하기 시작하더니 어느 순간 '엄마'나 '맘마'를 능숙하게 말한다.

사람은 언제부터 사람인가? 생각하고 말하는 것이야말로 동물과 뚜렷하게 구분되는 사람의 특징이지만, 그 시작은 두 발로 서는 것이라 생각한다. 아기가 자기 힘으로 일어서는 그 순간이야말로 수많은 인류가 지나온 중요한 통과의례를 마찬가지로 지나는 순간인 것이다. 아기의 손은 곤지곤지나 잼잼 놀이처럼 앞으로도 수많은 연습을 거치며 정밀도를 높여나가겠지만, 아기의 발은 그 많은 과정들을 위한 시작을 마치 오래전부터 준비해온 것처럼 본능적으로 해낸다.

발은 재미있다. 사람의 발은 재미있다. 두 발로 서서 걷는다는 인류의 숙명을 함께 해내면서 묵묵히 사람의 체중을 견디며 자유롭게 이동하기 위해 손만큼 정밀한 구조를 가졌던 발이 어느 것보다 튼튼한 기관으로 발전했다. 아무것도 안하고 그저 서있는 것처럼 보이는 순간에도 발의 안쪽에서는 무게를 분산시키면서 균형을 잡기 위해서 끊임없이 정밀한 장치가 작동하고 있는 것이다. 그래서 사람의 발은 대단하고 대견하다.

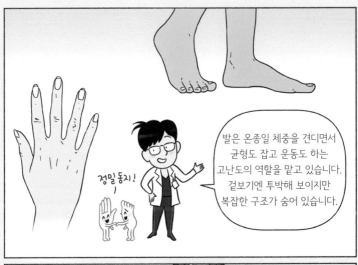

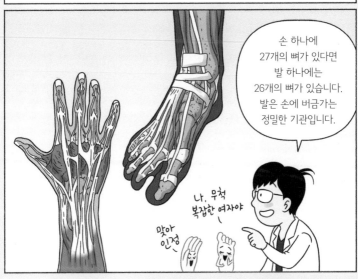

손과 발은 같은 구조에서 출발한 정밀한 기관입니다.

발 자랑하는 의사

　인류를 다른 동물과 구분 짓는 것은 '지성을 갖고 있다'는 점일 것이다. 현생 인류를 뜻하는 학명인 '호모 사피엔스'도 '생각하는 사람'이나 '슬기로운 사람'이라는 뜻으로 옮기곤 한다. 지성을 가지고 문명을 이루는 것이 사람이라면, 그 근원은 유난히 발달한 대뇌에서 찾을 수 있다. 뇌의 기능이 정지한 뇌사(腦死)를 사람의 죽음으로 받아들이려 하는 것처럼, 생각이 멈추면 사람도 없다고 할 것이다.

　의사들이 모이면 아무래도 자기 전공 분야를 놓고 신경전을 벌이는 경우가 많다. 대체로 자식 자랑하듯 전공 분야의 중요성을 강조하는 분위기가 되고 만다. 언젠가 의대 동문 모임에서의 전공 분야 자랑이 일종의 인체 장기 중에서 무엇이 더 중요한지를 자랑하는 분위기로 흘러갔었다. 명색이 의사들이 모여 처음에는 점잖게 최신 학술 논문이나 신약 얘기를 하다가 갑자기 간이냐 폐냐 뭐 그런 것을 놓고 서로 자기 시켜달라고 손을 번쩍 드는 유치원생 같은 분위기를 연출한 것이다.

그런 의미에서 신경외과에서 뇌사를 들고 나온 것은 나름 회심의 일격이었다. 적어도 현대 사회의 기준으로는 뇌가 인간의 생명을 유지하는 데 가장 중요한 부분이라는 뜻이지 않은가? 하지만 뇌사는 아직 쟁점이 남아있는 분야이고, 그동안 삶과 죽음을 상징했던 심장도 쉽게 물러설 생각은 없었다. 사람은 심장이 10초만 멈춰도 뇌에 산소가 공급되지 않아 기절을 하고, 심장이 4분 이상 멈추면 뇌는 회복할 수 없는 손상을 입는다. 게다가 최근에는 심장 근육에도 기억이나 감정 같은 것이 저장된다는 논문도 나왔다고 한다. 심장의 중요성이라는 깃발 아래 오랜만에 심장을 관할하는 흉부외과와 순환기내과가 사이좋게 의견 일치를 보았다.

이미 동기들 사이에서도 '박의현 = 발'로 정리가 되어있기 때문에 난데없이 시작된 의사들의 장기 자랑에서 나를 주목하는 사람은 없었다. 굳이 인체의 각 장기를 한 줄로 세운다면 발은 확실히 앞줄은 아닐 것이고, 끄트머리 어딘가에 설 것이라 생각하는 모양이었다. 하지만 대한민국의 전문의들이 자식 자랑 같은 장기 자랑을 하는 것을 보면서 나도 속으로 발 자랑을 하고 있었다. 꼭 내 새끼라서가 아니라 발은 자랑할 만하기 때문이었다. 단언 컨데 발이 없었다면 인류도 없는 것이다.

　　우주과학자로 인류와 문명에 대한 통찰로도 잘 알려진 칼 세이건은 <에덴의 용>이라는 저서에서 '현실적으로 볼 때, 인간의 문명은 바로 전두엽의 산물'이라고 밝혔다. 인간을 다른 동물들과 구분 짓는 가장 중요한 특징들은 인간의 뇌에서도 전두엽에서 온 것이며, 우리가 전두엽에 대해 알게 된 것도 최근의 일이다. 그렇다면 인간은 뇌인가? 하지만 칼 세이건은 같은 책에서 '두 발로 서게 된 것'이 전두엽까지 이르는 모든 여정의 시작이라고 분명히 밝혀두었다.

세상에 아프지 않은 발은 없다

인간이 두 발로 서게 되면서 두 손이 자유로워졌다. 두 손을 사용하면서 전두엽이 발달하게 되었다. 인간이 말을 할 수 있게 된 것에도 협업을 해야 한다는 사회적 요구와 함께 직립으로 인해 성대를 쓰기 좋아졌다는 신체의 변화가 이뤄졌다. 인간은 두 손을 쓰고 전두엽의 힘으로 인류 특유의 문화를 만들어가면서 그동안 지구에 존재했던 그 어떤 동물보다 빠른 시간에 지구의 주인이 된 것이다. 현생 인류인 '호모 사피엔스'의 생물학적 다양성은 멸종 위기종인 고릴라보다도 빈약하지만, 지구 전체에 걸쳐 70억 이상의 개체가 번성하고 있으며, 전두엽이 꽃피운 문화적 다양성은 그 어떤 생물학적 다양성보다도 압도적으로 화려하다.

멀리 인류의 기원까지 갈 것도 없이 당장 그 자리에 있었던 거의 모든 의사들도 두 발의 덕을 보고 있다고 할 것이다. 인간은 두 발로 서기 시작하면서 다른 동물과는 뚜렷하게 구분되는 신체적 특성과 생리적 변화를 겪게 되었다. 인간을 제외한 대부분의 동물들은 수평으로 장기가 배열되어있지만, 두 발로 서서 다니는 인류는 수직으로 장기가 배열되어있다. 인간과 비슷해 보이는 침팬지나 고릴라도 장기는 수평에 가깝게 자리 잡고 있으며, 수직으로 장기가 쌓여있는 동물은 인간이 유일하다.

　다른 동물들과 뚜렷하게 다른 인간의 장기 배열은 인간들만이 겪는 생리적 질환들을 불러왔다. 장기들이 수직으로 배열되어있으므로 소화나 배변에 대한 문제가 생긴다. 직립으로 인해 골반과 산도가 좁아지기 때문에 아이를 낳은 과정이 힘들어진다. 척추와 관절에 중력이 몸무게를 당기는 힘이 실리다보니 여기에도 각종 질환이 생긴다. 역시 다른 과 의사들에게 양해를 구하고 말한다면 사람이 두 발로 서기 시작했기 때문에 수많은 의사들이 자기 일을 할 수 있는 거라고 (물론 속으로) 발 자랑을 좀 했다.

　얼마 전 시민들을 대상으로 하는 교양 강좌에 강연을 하러 갔다가 로봇공학을 전공하신 박사님과 이야기를 나눌 일이 있었다. 나에 앞서 로봇과 인공지능에 대해 강연을 마치셨는데, 내가 족부질환 전문이라는 얘기를 듣고 일부러 남아 강의를 들었다고 했다. 로봇 박사님의 말씀에 따르면 사람처럼 두 발로 걷는 이족보행 로봇의 경우 사람처럼 걷는 듯 보이는 것이지, 실제로 사람이 걷는 원리와 구조를 온전히 이해하고 구현할 수 있는 기술은 아직 없다고 하셨다.

사람들은 보통 한두 살만 되면 누구에게서 배우지 않아도 능숙하게 걸을 수 있으니까 어떻게 걷는 것인지 깊게 생각하지 않겠지만, 로봇에게 걷기를 가르치기 위해 연구를 하면 할수록 사람이 걷는다는 것 자체가 정말 신기하다는 것이었다. 물론 사람이 걷는 것이 발만 가지고 하는 것이 아니고 결국 온몸을 움직이는 것이지만, 일단 그분에게 사람이 걷는 과정에서 발속에서 얼마나 복잡한 움직임이 일어나는지를 설명해드렸다. 로봇 박사님은 사람 발이라는 게 그냥 하나의 덩어리라고 생각했는지, 이렇게 정교한 기계인지는 몰랐다고 감탄하셨다. 그래서 발 자랑하는 의사로서 아들 성적표 자랑하는 부모 같은 기분이 들었다.

의사들의 장기 자랑이 시들해져갈 무렵에 나처럼 조용히

지켜보던 동기 하나가 다가왔다. 그 동기는 대장항문 전문의라서 굳이 끼지 않은 것 같았다. 그래서 어쩌면 족부도 자식 자랑에 끼어들 상황이 아니라고 생각해서 친근감을 표시한 것도 같았다. 하지만 그 친구를 보는 순간 대장항문외과야말로 사람이 두 발로 서지 않았다면 생겨나지 않았을 테니 이것 역시도 우리 발 덕분이라고 (역시 속으로) 말했다. 의사라면 누구나 자기 전공이 소중하지만, 나야말로 어쩔 수 없는 발 자랑하는 의사인 것이다.

발과 진화

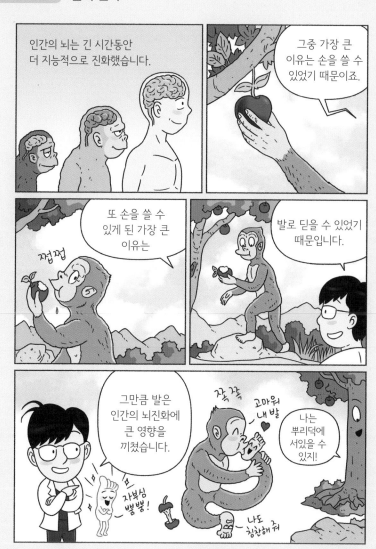

발이 없었다면 인류의 진화도 없었겠지요.

발, 아프지 말자

비 오는 날이었다. 택시를 타고 한강을 건너던 중이었다. 사실은 수많은 차들과 함께 한강 다리 위에 멈춰서있던 중이었다. 절대 막히지 않을 거라는 기사 아저씨의 장담을 믿고 원래 건너려던 다리를 지나치고 들어선 다리였는데 뜻밖의 상황에 기사 아저씨도 나도 어색한 시간을 보내고 있었다.

"행복하자~ 행복하자~ 아프지 말고… 아프지 말고…."

기사 아저씨가 분위기를 내보려고 라디오를 켰는데, 마침 흘러나온 노래의 가사가 귀에 쏙 들어왔다. 나중에 물어보니 자이언티라는 가수의 '양화대교'라는 노래였다. 그때 정체되었던 다리가 양화대교였는지 마포대교였는지는 정확하게 기억나지는 않지만, '아프지 말고 행복하자'는 가사는 마음에 깊게 와 닿았다.

개인도 그렇고 가정도 그렇고 아프지 않은 것이야 말로 행복의 첫 번째 조건이다. 아무리 가진 것이 많아도 아픈 곳이 있다면 행복할 수 없다. 가진 것이 아무 것도 없을 때 아프기까지 한다면 다시 일어설 힘조차 내기 어렵다. 아파본 사람은 알 것이다. 통증이라는 것이 사람을 얼마나 힘들게 하는지 말이다. 몸의 통증이 자라 사람의 정신까지 갉아먹고 무너트리는지 말이다.

많은 환자들을 보는 의사의 입장에서 '아프지 말자'가 더 짠하게 다가오는 이유는, 그것이 행복을 위한 최소한의 방어선 같은 것이기 때문이다. 아픈 곳 없이 건강한 상태도 아니고, 평소 건강관리를 잘 해서 실제 나이보다 신체 나이가 더 젊어 기대 수명까지 저축해놓은 상태도 아니고, 그저 지금 아프지만 말았으면 하고 바라는 상태이기 때문이다. 심지어 병이 낫는 것까지도 바라지 않으니 아프지나 말았으면 좋겠다는 환자들도 자주 있으니 말이다.

진료실을 찾는 환자들은 증상보다는 통증을 호소하며 들어서는 경우가 많다. 대체로 일상에서 병을 키우다가 통증을 못 이겨 병원을 찾는 경우가 많다. 사실 초기의 통증은 몸이 보내는 구조신호에 가깝다. 이때 통증의 안내를 받아 병원을 찾았다면 쉽게 고칠 수 있었던 병들을 키워가지고 오시는 분들을 보면 의사로서 안타까울 뿐이다. 통증을 참다 병을 키우면 병도 문제지만 커져버린 통증 자체가 삶을 위협하기 때문이다.

통증이라는 것은 주관적인 세계이기도 하다. 같은 증상이라도 사람마다 느끼고 표현하는 통증은 다르기 때문이다. 환자가 호소하는 통증은 의사에게 중요한 정보지만, 환자마다 자기만의 세계에서 나름의 언어로 표현하기 때문에 주의 깊게 파악해야 한다. 환자가 호소하는 통증을 들으며 동시에 환자의 몸을 살피고 여기에 여러 가지 검사 결과를 종합해서 통증의 원인을 찾아나가는 것이다.

사람 몸이라는 것이 손가락 끝에 가시 하나만 박혀도 고통스럽기 마련이지만, 정형외과의 통증들은 환자들 입장에서도 더 큰 고통으로 다가온다. 뼈와 뼈가 부딪히고, 관절에 염증이 생기며, 신경이 압박 받는 과정에서 생기는 통증은 사람을 근본적으로 괴롭히기 때문이다. 게다가 정형외과의 통증은 몸을 움직이는 과정에서 생기므로 생활하는 내내 아프기 쉽고, 심지어 잠을 잘 때도 아플 수 있어 사람을 힘들게 한다.

세상에 아프지 않은 발은 없다. 사람마다 개인차가 있겠지만, 특별히 질환이 없더라도 하루를 마친 사람의 발은 아플 수밖에 없다. 발의 해부학적 특성을 보면 온몸을 떠받치기 위해 내구성을 중시한 외형을 갖추고 있지만, 그 속에는 균형을 잡고 몸을 움직이기 위한 섬세한 구조가 있음을 파악할 수 있다. 발은 하루 종일 사람의 몸 전체를 떠받들며 쉼 없이 일하기 때문에 가중되는 하중과 피로가 만만치 않다.

요즘 같은 시대에 자기 발로 걷는 일이 많지 않다고 할지도 모른다. 하지만 전동휠을 타고 편하게 이동하는 것처럼 보이는 순간에도 발은 체중을 버티고 균형을 잡기 위해 끊임없이 일하고 있다. 심지어 앉아있는 순간에도 발에는 중력과 압력이 가해지고 있다. 현대인은 과거에 비해 더 많은 시간 내내 깨어있고 활동한다. 문명이 발전할수록 인간이 하루에 이동하거나 활동하는 범위가 넓어지고 있다. 인간의 삶이 확장될수록 발이 감당해야 할 무게와 통증도 끊임없이 늘어나고 있는 것이다.

노래가 끝날 때쯤 정체가 풀리기 시작했다. 알고 보니 한강 건너편 다리 진입하는 곳에서 사고가 발생했던 것이다. 상황을 보니 우리가 막 다리에 들어선 직후에 일어난 사고가 급하게 정체를 일으킨 셈이었다. 이런 상황에서라면 기사님이 아무리 프로의 역량을 발휘했더라도 어쩔 수 없었을 것이다. 의사가 하는 일 역시 최선의 역량을 쏟으면서도 늘 돌발하는 변수와 싸우는 일이기에 어딘가 와 닿기까지 했다.

택시에서 내리기 직전에 기사님에게 넌지시 어디어디가 불편하지 않으시냐고 묻자 어떻게 아냐고 깜짝 놀라셨다. 크게 눈에 띄지는 않았지만 페달을 밟을 때마다 몸이 움찔하는 것이 눈에 들어왔었다. 택시 기사님들은 앉아서 일하는 시간이 많기 때문에 요통으로 고생하는 경우가 많은데, 이분의 경우는 발목에서 시작된 것이 무릎까지 영향을 주면서 요통까지 악화시킨 것으로 보였다. 그동안 통증이 심한 요통에만 신경을 쓰셨다고 하는데, 사실 발목과 무릎부터 잡지 않으면 더 심해질 가능성이 컸다.

기사님께 앞으로 주의하실 점과 간단한 스트레칭을 알려드리고 내렸다. 빠른 시일 안에 정형외과를 꼭 찾아가보시라고 말씀드렸지만, 계속 병을 키우지 않을까 걱정이 되었다. 다시 말하는데 통증은 몸의 이상을 빨리 알아차리고 대처할 수 있도록 돕는 구조신호의 역할도 한다. 통증이나 불편함을 조금이라도 느꼈을 때 미루지 말고 병원을 찾는 것은 정말 중요하다. 내 몸이 보내는 구조신호를 내가 몰라주면 누가 챙긴단 말인가?

지금까지 한국 사람들은 아픈 것을 참고 속으로 견디는 문화가 있어왔다. 아픈 것을 감추고 열심히 일하는 사람을 칭찬하기도 하고, 어디가 아프다고 말하면 의지가 약한 사람처럼 여기기도 했다. 하지만 의사로서 말한다면 아프면 아프다고 말하는 것이 좋고, 병은 자랑하는 것이 낫다. 절대로 하지 말아야 할 것은 병을 키우는 것이다. 치료 시기가 한 단계 밀릴수록 치러야 할 대가는 눈덩이처럼 불어난다.

행복하자.

아프면 꼭 병원에 가자.

발은 힘들어

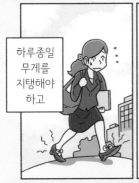

하루종일 무게를 지탱해야 하고

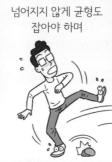

넘어지지 않게 균형도 잡아야 하며

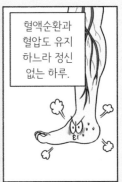

혈액순환과 혈압도 유지 하느라 정신 없는 하루.

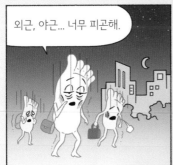

외근, 야근... 너무 피곤해.

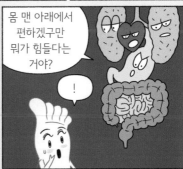

몸 맨 아래에서 편하겠구만 뭐가 힘들다는 거야?

!

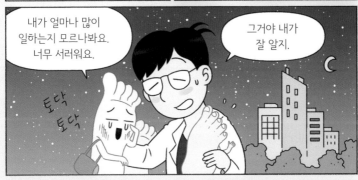

내가 얼마나 많이 일하는지 모르나봐요. 너무 서러워요.

그거야 내가 잘 알지.

토닥 토닥

세상에 아프지 않은 발은 없습니다.

의사가 환자가 될 때

    의사가 환자가 되어 다른 의사에게 진료를 받을 때는 자신이 의사라고 밝힐까? 정답은 의사들마다 다르고 상황에 따라 다르다. 철없던 의대생 시절에는 일부러 전문 용어를 써가며 티를 내고 싶어 했다. 하지만 상대가 누구인가? 그런 의대생 시절을 진작 겪어낸 어엿한 현역 의사들 아닌가? 기대와는 다르게 별다른 반응을 보이지 않는 선배님들을 보며 의대생들은 시무룩해진다. 그리고 그 의대생이 자라 무사히 의사가 되었다면 그땐 왜 그랬는지 겸연쩍어진다.

    의사로서 경력이 깊어질수록 자기 분야에 특화되기 마련이다. 그렇기 때문에 일반 환자에 비해 이해도가 높을 뿐이지, 다른 과에서 진찰을 받는다면 딱히 의사라는 사실이 도움이 되는 것은 아니다. 궁금한 점을 물어볼 때 일반 환자를 위한 단어가 아니라 바로 의학 용어를 써서 대화를 할 수 있는 정도가 차이일 것이다. 이것 역시도 의사마다 달라서 의학 용어로 물어보는 의사도 있고, 그냥 일반 환자처럼 물어보는 의사도 있다.

직업이라는 측면에서 볼 때 의사는 크게 두 종류가 있다. 하나는 대학병원 등에 소속되어 일하는 의사로, '봉직의'라 부른다. 다른 하나는 병원을 개원해서 일하는 의사로, '개원의'라 한다. 나는 정형외과 전문병원을 개원한 개원의면서 병원의 규모가 커지자 병원장까지 맡게 되었다. 개원의로 지내면서 봉직의 시절과는 다른 정체성이 더해졌는데, 그것은 바로 의사면서 경영자라는 점이다. 개원의는 의료의 품질과 함께 병원의 운영에도 관심을 가지고 책임도 져야하기 때문이다.

개원을 하고 나서 예상보다 과분한 평가를 받게 되어 병원의 규모가 빠르게 성장하기 시작했다. 감사하기도 했지만 병원장이라는 역할이 주는 책임을 무겁게 느끼게 되었다. 이때 많은 도움이 된 것이 환자가 되어 진료를 받았던 경험이었다. 환자의 입장에서 보는 병원은 사뭇 달랐다. 당연한 얘기겠지만 말이다. 하지만 의사로서 진료실과 수술실을 숨 가쁘게 오가고, 한편으로 병원장으로 병원 운영을 고민하다보면 의사의 시각으로 병원을 볼 시간마저 부족하다.

환자로서 병원을 찾을 때는 어떤 마음일까? 대부분 불안하고 초조한 마음으로 병원을 찾게 된다. 큰 병은 아닐까 걱정도 되고, 병원에서 풍기는 소독약 냄새에 긴장하기도 한다. 한편으로는 병원에서 원인을 찾아 고통에서 벗어날 수 있지 않을까 기대하기도 한다. 그런 환자들은 아주 작은 것들도 민감할 수 있다. 하다못해 대기실의 의자 개수나 대기 순서를 알려주는 안내 멘트 같은 것 때문에 환자들은 불안해할 수도 있고 용기를 얻을 수도 있다.

이런 환자들에게 의사와의 만남은 중요한 순간이다. 의사는 하루에 수많은 환자를 만나겠지만, 환자 입장에서는 오랜 시간을 기다려 의사를 만났기 때문에 좀 더 분명한 이야기를 듣고 싶어 한다. 특히 우리 병원은 족부질환에 특화된 병원이라서 대부분의 환자들이 다른 병원들을 거쳐서 왔거나 나름의 조사를 통해 우리 병원을 알고 찾아온 경우가 많다. 따라서 우리 병원을 찾은 환자들에게는 더는 미루지 않고 치료를 시작할 수 있도록 돕는다는 생각으로 진료에 임하고 있다.

발에 재미를 느끼고 족부를 파고든 나로서는 발이 아픈 것이 얼마나 고통스러운지 잘 알고 있다. 하지만 일반적인 정형외과 입장에서는 발은 여러 분야 중의 하나이기 때문에 특별히 발의 통증에 집중하기 어렵다. 내가 족부에 특화된 병원을 연 것도 적어도 족부질환에 대해서만큼은 환자들을 확실히 도울 수 있는 든든한 거점을 만들고 싶어서였다. 발이 아픈 환자 입장에서 볼 때 확실한 해결책이 있는 병원을 구상한 것이다.

우리 병원이 빠른 시간 안에 성장할 수 있었던 이유는 발이 아픈 사람들이 원하는 것을 중심에 놓고 해답을 주는 '족부질환에 특화된 병원'을 지향했기 때문이라 생각한다. 그래서 무지외반증 수술의 경우 건강보험심사평가원(심평원)의 통계에 따르면 2018년 한 해 동안 전국에서 있었던 무지외반증 수술 중에 무려 23퍼센트가 우리 병원에서 이뤄졌다고 한다.

단일 수술을 받는 환자 중 23퍼센트 정도가 특별히 한 병원을 선택했다는 것은 이례적인 결과라며 언론사의 취재 요청도 있었다. 뭔가 특별한 비결을 묻는 기자의 질문에 내가 할 수 있는 최선의 답변은 "환자의 입장에서 생각하며 고통을 줄이고, 삶의 질을 높이기 위해 최선의 노력을 다한 결과"라는 것이었다. 기자는 너무 반듯한 답변이라 실망한 눈치였다. 하지만 늘 환자의 고통을 생각하며 그것을 풀어주기 위해 했던 많은 것들이 우리 병원에 대한 과분한 평가를 만들었다고 확신한다.

무지외반증은 엄지발가락이 검지발가락 방향으로 휘어지는 것을 발한다. 사람이 걸을 때 체중의 60퍼센트가 엄지발가락에 집중된다. 엄지발가락은 이처럼 사람의 몸에서 하중을 견디는 중요한 역할을 맡고 있지만 유전적인 문제, 체중 과다, 신발의 영향, 바르지 못한 자세 등으로 엄지발가락이 휠 수 있다. 엄지발가락이 휘면서 체중을 받지 못할수록 자세가 흐트러지고, 더 휘게 되며 걸음걸이가 무너지면서 발목과 무릎 그리고 허리와 목에까지 악영향을 주게 된다. 일단 무지외반증이 시작되면 발 자체가 너무나 불편하고 아파서 일상생활을 하기가 어렵다.

무지외반증은 한번 시작되면 되돌리기 어렵다는 문제가 있다. 보존적 요법으로 진행을 늦출 수는 있겠지만, 한번 변형된 뼈는 결코 자연적으로는 원상회복되지 않는다. 하지만 무지외반증은 수술로 완치가 가능하다. 의사는 '완치'라는 표현을 쓸 때 신중할 수밖에 없지만, 적어도 무지외반증에 있어서는 통증을 없애고 이상적인 발의 구조로 바로잡아줄 수 있는 수술이 있다는 것이 너무나 다행스럽다.

우리 병원의 무지외반증 수술이 특별한 것은 환자의 입장을 생각하며 좋다는 많은 것을 다 갖추려 노력했기 때문일 것이다. 뼈를 돌리는 절골술이나 최소 침습을 통해 수술로 인한 부담을 최소화하는 것도, 수술 과정에서 적극적인 통증 관리로 환자의 심리를 배려하는 등 기존에 족부에는 적용하지 않았던 상위 개념의 치료 기법을 적극 도입한 것도 모두 어떻게 하면 환자의 통증을 줄이고 빠른 시간 안에 사회에 복귀하도록 도울 것인가 하는 마음에서 온 것이다.

언젠가 의대생들을 상대로 강연을 하다가 "좋은 의사가 되려면 무엇을 해야 할까요?"라는 질문을 받았다. 내 대답은 "불안한 환자가 되어보세요"라는 것이었다. 내 뜻이 온전히 전해졌을지는 모르겠지만 환자의 입장에서 병원을 바라보는 것, 환자의 눈에 비치는 의사를 생각해보는 것, 환자가 바라는 것을 생각하며 해결책을 고민하는 것은 의사에게 꼭 필요한 자세라고 생각한다. 나름 인정을 받고 있는 우리 병원의 무지외반증 수술이 수많은 환자분들과 함께 만들어온 성과인 것처럼 말이다.

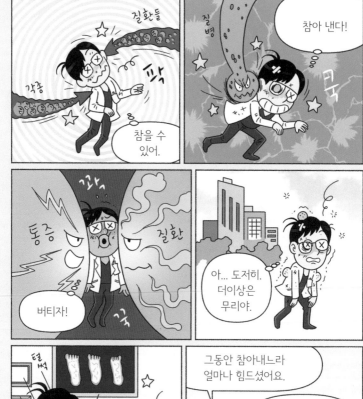

언제나 환자의 입장에 서는 의사가 되겠습니다.

밥을 급하게 먹는 의사

　나도 그렇지만 거의 모든 의사들은 바쁘고 급하다. 의대생이 된 순간부터는 제한된 시간 안에 엄청난 양의 공부를 해내야만 하다 보니 늘 시간을 압축해서 써야 했다. 지금까지 어떤 삶을 살았건 의대에서는 시간에 쫓기든지 시간을 쫓든지 둘 중 하나다. 의사가 되어 병원에 나가 수련을 하는 과정에서도 분 단위, 초 단위로 일정을 쳐내야 한다. 돌발 상황에도 바로 대처할 수 있어야 하므로 느긋하게 지켜보기보다는 일단 과제를 해내고야 마는 인간형이 되고 만다.

　의대에서는 두 번의 기회란 없다. 의대에서는 한 과목이라도 낙제한다면 의사의 꿈을 접어야만 한다. 이것은 많은 의대생을 압박하는 질곡이지만, 반드시 과정을 통과해야 한다는 책임감을 주기도 한다. 의사는 만능이 아니다. 최선을 다했지만 치료에는 실패할 가능성도 존재한다. 하지만 적어도 의사는 주어진 모든 케이스에 최선을 다해 임하고, 반드시 해결책을 찾겠다는 자세가 필요하다. 숨 가쁜 의대생의 삶은 의사라면 반드시 가져야 할 마음가짐을 몸에다 때려 넣는 과정일지도 모르겠다.

나는 내 몸에 배어있는 의대생 기질에 만족한다. 매 순간 만나는 환자에게 최선을 다한다는 자세가 몸에 배인 습관처럼 작동할 때 고단한 시절을 치열하게 보냈던 의대생 박의현에게 진심으로 감사하게 된다. 하지만 세상 모든 일이 다 그렇듯이 좋은 것만 골라 담을 수는 없다. 빠르고 급하게 사는 의사의 습관은 진료실에서는 모르겠지만 일상에서는 걸림돌이 되기도 한다. 그중에서 내가 주변 사람들에게 가장 아쉬운 소리를 듣는 것이 바로 밥을 빨리 먹는다는 것이다.

의대생에게 식사는 연료를 주입하는 것에 가깝다. 의대생은 머리와 몸을 모두 쓰기 때문에 적절한 열량을 몸에 넣어줘야 한다. 맛을 음미하며 여유롭게 식사할 시간은 없다. 애초에 식사시간 자체가 불규칙하다. 기회가 있을 때 재빨리 섭취하는 것을 되풀이하다보니 밥을 급하게 먹는 습관이 몸에 배어버렸다. 주변 사람들의 관찰에 따르면 이름에 '빅'이나 '더블'이 붙어있는 햄버거도 난 딱 세 입으로 끝낸다고 한다.

솔직히 나는 그다지 불편하지도 않고 불만도 없다. 밥을 급하게 먹으면 소화 계통에 이상이 생길 수도 있지만, 아직까지는 그리 나쁘지 않다. 먹는 속도가 빠를 뿐이지 과식하지도 않으며, 무엇보다 최근에는 식사 시간도 규칙적이다. 다만 병원장을 맡고 있다 보니 혼자 식사하기보다는 누군가와 함께 식사할 일이 잦은 편인데, 의대생 속도로 먹다보니 알게 모르게 민폐가 되는 듯싶다. 여럿이 함께 식사할 때는 가급적 천천히 먹어야지 생각을 하다가도 어느새 정신 차리고 보면 의대생의 속도로 식사를 마친 적이 많다.

의사들의 하루 일과는 일단 병원을 벗어나기 어렵다. 병원 중에서도 잘해봐야 진료실과 수술실 정도를 오가며 이뤄진다. 한번 진료실에 들어서면 빽빽한 일정을 따라 환자를 만나야 하고, 일단 수술실에 들어서면 온 신경을 곤두세우며 집중해야 한다. 하지만 바쁘다는 것이 핑계가 되어서는 안 된다. 늘 최선의 진료를 해야 하기 때문에 대부분의 의사들은 좋게 말하면 규칙적이고 삐딱하게 말하자면 판에 박힌 일과를 보내게 마련이다.

　　나 또한 가급적 일정을 규칙적으로 보내려 노력하고 있다. 일간·주간·월간 단위로 환자들의 요구를 미리 파악하고 수술·진료시간이 안정적으로 배분되도록 일정을 잡는다. 가급적 좋은 컨디션에서 수술을 하고 나서 보다 여유로운 마음으로 환자를 만나기 위해서다. 최근에 야구 중계를 보다가 '루틴'이라는 얘기를 들었다. 경쟁이 치열한 메이저리그에서도 롱런하는 선수들은 대개 자기만의 행동 규칙을 정하고 반복하는데, 이것이 바로 루틴이다. 같은 시간에 야구장에 나와 같은 방식으로 몸을 풀고 경기에 임한다거나 하는 것이다.

뛰어난 타자들은 타석에 들어서기 전에 머릿속으로 볼 카운트를 그려놓는다고 한다. 상대 투수와 자신의 실력을 미리 가늠해서 '몇 번째 공을 노려서 친다'는 식으로 시뮬레이션을 한 다음 그 이미지를 현실에서 구현한다는 것이다. 사실 나도 수술에 들어가기 전에 이미지로 한 번 수술을 하는 버릇이 있고, 환자를 만나기 전에도 차트를 미리 보고서 이런 식으로 대화를 주고받겠다는 계획을 세운다. 분야는 다르지만 비슷한 방법을 쓰는 프로가 있다는 사실이 정말 신기했다.

　의사로서 내 루틴은 술자리까지 이어진다. 하루의 피로를 풀기 위해 저녁식사를 하면서 반주를 하는 경우가 있는데, 이 경우에도 나만의 루틴이 있다. 정확히 말하자면 사실 나는 잘 모르겠고, 주변 사람들이 관찰한 결과에 따르면 늘 가는 집에 가서 늘 먹는 고기를 시켜서 늘 같은 속도로 굽고는 늘 마시던 만큼만 마시고는 먼저 일어난다는 것이다. 원래 의사들 중에는 술을 잘 먹는 사람이 많은 편이지만, 내 경우에는 다음 날 컨디션에 절대 영향을 주어서는 안 된다는 원칙이 있기 때문에 딱 정해진 양만 먹는 것을 나도 모르게 지켜온 것 같다.

주변 사람들의 증언에 따르면 고기에 대해서도 고집하는 두께가 있는데, 매번 같은 집에서 같은 두께를 요청하다보니 아예 주인장께서 내가 나타나면 알아서 그 두께로 잘라주신다. 고기 두께까지 루틴을 고집한다고 하니 남이 보기에 피곤한 사람이라 할 수도 있겠다. 하지만 이런 것들이 자신의 고집을 위해서가 아니라 사람의 생명을 다루는 의사로서 자기를 신중하게 관리하려는 노력의 일환이라면 아직은 이 루틴을 버리고 싶지 않다.

가끔 주말에 취미로 골프를 나간다. 지금 생각해보면 골프를 좋아하는 이유도 루틴의 스포츠라 그런 것 같다. 골프는 좋은 동작을 반복해서 할 수 있어야 하고, 공을 치기 전에 코스를 어떻게 공략할 것인지 미리 생각한 다음 계획을 현실로 만들어나가는 운동이니 말이다. 골프를 처음 권해주신 분은 의대의 은사님이셨다. 그때만 해도 골프는 나와는 거리가 먼 운동이라 생각했는데 은사님께서는 의사들, 특히 외과 의사들에게는 골프가 꼭 필요한 운동이라고 강력하게 추천해 주셨다.

외과 의사에게 꼭 필요한 자질은 튼튼한 다리와 넉넉한 방광이라는 얘기가 의대에 있다. 외과 의사라면 섬세한 손이 더 중요할 것 같지만, 몇 시간이고 서서 수술을 하려면 튼튼한 다리가 받쳐줘야 한다. 특히 정형외과 수술은 온 몸을 이용해서 밀고 당겨가며 수술을 해야 할 때도 많아서 하체가 부실하면 버티기 어렵다. 방광도 마찬가지다. 수술실은 방광에 가혹한 공간이다. 긴장의 연속이기에 방광에 자극이 가지만 자리를 비울 수 없기 때문에 방광의 여유가 필요하다.

의사로서 경력이 쌓여갈수록 의사들이야말로 따로 여가시간을 내기가 쉽지 않다는 것을 깨닫고 있다. 여가시간이 나더라도 다음 진료에 지장이 가지 않도록 해야 한다. 아니, 이왕 여가를 보낼 거라면 의사 일에 도움이 되도록 해야 한다. 그래서 나는 여가시간이 생겨 골프 필드에 나설 때면 의사에게 필요한 체력과 집중력을 기른다면서 마음을 잡는다. 나 박의현은 뼛속까지 의사이고 싶기 때문이다.

세상에 아프지 않은 발은 없다

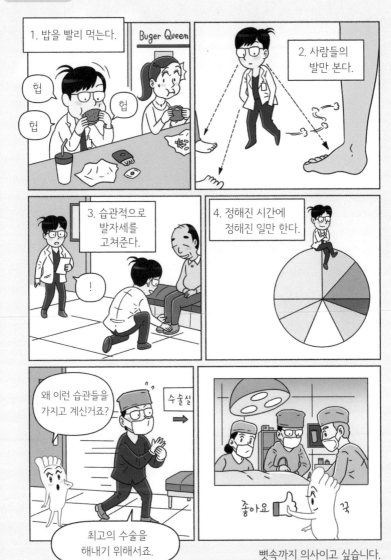

뼛속까지 의사이고 싶습니다.

발자국이 남는다

아이들은 공룡을 좋아한다. 나도 그랬고, 우리 아들도 그랬다. 공룡(恐龍)의 한자를 보면 '무서운 용'이라는 뜻이다. 우리가 눈으로 볼 수 있는 공룡의 화석을 보아도 거대한 몸집에 날카로운 이빨이나 발톱까지 있어 실제로 마주쳤다면 정말 무서웠을 것이다. 하지만 아이들은 공룡을 재미있어한다. 만화에 나오는 것과는 달리, 공룡이 멸종하고도 한참이 지나서야 사람이 등장했기 때문에 서로 마주칠 일은 없었다고 한다. 공룡으로부터 직접적인 위협을 당한 적이 없기 때문에 무섭지 않은 것인지도 모르겠다.

공룡은 멸종했지만 다행히 화석이 남아있어 우리는 공룡의 존재를 알게 되었다. 화석이란 어떤 이유로 공룡이 땅에 묻히고 오랜 시간이 지나면서 뼈가 돌로 남은 것이라 말할 수 있다. 근육이나 피부는 사라져버렸지만 골격만큼은 확실하게 남아있기 때문에 몸집의 크기나 형태 그리고 운동 방식까지도 연구할 수 있다. 어떤 초식 공룡의 뼈에는 육식 공룡의 이빨 자국이 남아있어 육식 공룡이 어떤 부위를 공격했는지까지 알 수 있다. 아무래도 뼈가 관할구역인 정형외과 전문의 입장에서는 뼈의 흔적을 통해 멸종된 존재와 만난다는 것이 흥미롭기 그지없다.

공룡의 발자국 화석도 있다. 공룡이 진흙처럼 발자국이 깊게 남는 곳을 지났는데, 그 흔적이 오랫동안 보존되고 그 위로 새로운 지층이 들어서면서 발자국 모양이 딱딱한 돌이 된 것이다. 뼈가 화석이 되는 것도 쉽지 않은 일이지만, 단단한 몸체 없이 그저 땅에 찍힌 발자국이 화석이 되고 사람에게 발견되는 것은 정말 진귀한 일이라 한다. 그런데 그 귀한 공룡 발자국 화석이 우리나라에서도 여럿 발견되었고, 그중에는 세계적으로도 희귀한 화석도 있다고 한다. 언젠가 아들과 함께 공룡 발자국을 보러 갔었다. 아빠로서도 재미있는 시간이었지만, 정형외과 중에서도 발을 전문으로 하는 의사인지라 더 뜻깊은 추억으로 남아있다.

우연한 기회에 공룡을 연구하는 박사님과 이야기를 나누게 되었다. 공룡 발자국에 대해 여쭤보니 공룡의 발자국을 통해 공룡이 어떻게 걸었는지, 무리를 지어 다녔는지 같은 정보를 알 수 있다고 한다. 우리나라에 있는 발자국 화석 중에는 익룡이 땅에서 어떻게 움직였는지를 알 수 있는 흔적도 있고, 아기 공룡을 어른 공룡들이 돌보며 함께 이동했던 흔적도 있다고 한다. 아무래도 아이를 키우는 아빠다 보니 초식 공룡 가족이 육식 공룡을 경계하며 먹이가 있는 곳을 찾아가는 모습을 떠올리며 어쩐지 짠한 감정을 떠올리고 말았다.

공룡 박사님께 족부질환을 전문으로 하고 있다고 말씀을 드리자 너무 반가워하시면서 발바닥 통증에 대해서 물어오셨다. 족저근막염으로 인한 통증은 중년 남성들에게는 흔한 질환이지만, 공룡 박사님의 경우에는 답사를 자주 다니는 직업적 특성 때문에 더 힘들었을 것이다. 공룡 박사님이 보여주신 현장 사진을 보다가 신고 다니는 신발이 불편해 보여 편한 신발을 고르는 법과 발의 피로를 푸는 방법을 일러드렸다. 물론 아프면 참지 마시고 꼭 가까운 정형외과를 찾으시라는 당부도 잊지 않았지만 말이다.

공룡 박사님은 사람의 발자국 화석에 대해서도 알려주셨다. 지금까지 발견된 사람의 발자국 화석 중에서 가장 오래된 것은 탄자니아에 있는 것으로, 무려 360만 년 전의 것으로 추정된다고 한다. 이 발자국의 주인공은 두 발로 서서 걸었던 것이 확실하다고 하시면서, 직립보행이야말로 인류를 만들어낸 중요한 사건이라고 말씀해주셨다. 평소에 의사들 모임에서 내가 발이 중요하다고 하면 다들 자기 전공과니까 끼고 돈다고들 한다. 그러니 언제 한번 공룡 박사님을 모셔서 이 얘기를 꼭 들려주고 싶다.

발 하나만 보고 걸어온 의사에게 발자국이 남는다는 것이

어딘가 뭉클하게 다가왔다. 할리우드나 충무로에 가면 스타들의 손도장을 찍는 거리가 있다. 손도장이 현재의 빛나는 재능을 상징한다면, 발자국은 평생을 바쳐 걸어가는 길을 상징하는 것은 아닐까? 살아간다는 것은 어떤 형태로든 흔적을 남기는 것이다. 우리가 지금까지 걸어온 길을 돌아본다면 수많은 발자국이 남아있는 것이다. 언제부터 자기 힘으로 걷기 시작했을까? 어디서 달렸고 어디서 쓰러졌고 또 어디에서 다시 일어섰을까? 지나온 발자국들이 우리 인생을 기억하고 있다.

사실 나는 하루에도 수많은 발자국을 찍고 살핀다. 발자국을 살피는 것은 족부질환을 진단하는 방법 중의 하나이기 때문이다. 발자국을 보면 어떤 자세로 어떻게 걷고 있는지를 알 수 있다. 발자국을 볼 때 의사는 탐정이 된다. 발이 아프고 이것을 방치하다가 온 몸이 무너져온 과정이 보이는 것이다. 치료계획을 세우면서 이상적인 발자국을 떠올린다. 환자가 편하고 당당하게 걷는 모습을 그려보고, 그것이 현실이 되도록 돕는 것이 내 일이기 때문이다. 좋은 신발은 사람을 좋은 곳으로 데려다준다던가? 좋은 발걸음은 우리 인생을 바꾸는 힘이 된다.

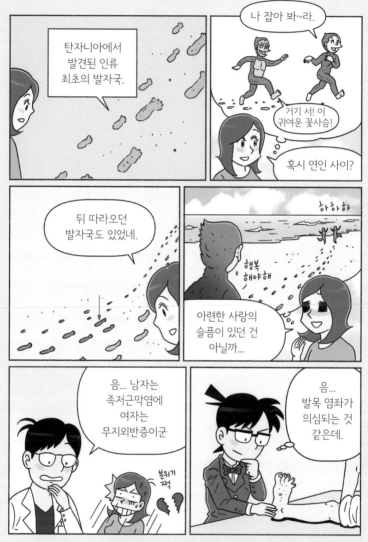

족부전문의는 발에서 단서를 찾는 탐정입니다.

Chapter 2

그렇게 나는
의사가 되었다

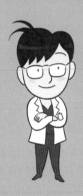

<컬러학습대백과>와 너구리 게임

　의사로 살다보면 세상이 좁아지기도 하고 넓어지기도 한다. 동기들을 만나 얘기를 해보면 다들 하루 종일 진료실을 벗어나지 못하는 처지인 것이다. 내과 쪽 친구들은 그나마 "너희들은 진료실 말고도 수술실이 있지 않느냐"며 외과를 부러워하지만 말이다. 하지만 진료실에서 만나는 수많은 환자를 통해서 세상이 넓어지기도 한다. 발을 잘 보려면 직업이나 생활환경을 파악하는 것이 필요하기 때문이다. 그래서 자연스럽게 다양한 삶의 이야기를 귀동냥하게 된다.

　최근에는 헌책방을 운영하시는 분을 치료해드렸다. 이분

은 희귀한 서적을 구하기 위해 전국을 말 그대로 발로 뛰시는 분이어서 빠른 시간 안에 회복되는 것을 원하셨다. 다행히도 우리 병원에서 발전시킨 수술법으로 완치가 가능한 상태여서 수술도 잘 되었다. 환자분의 만족도도 높았다. 퇴원하기 전에 표정이 밝으시기에 여쭤보니 수요가 제법 있는 옛날 전집이 있는데, 좋은 상태로 여러 세트를 내놓은 곳이 있어 그걸 가지러 갈 참이라고 하셨다. 그러면서 책 사진을 보여주셨는데, 나도 잘 아는 책이어서 덩달아 기분이 좋아졌다.

아마 내 나이 또래라면 많이들 기억하는 책이라 생각한다. <컬러학습대백과>라는 전집인데, 이름처럼 모든 페이지가 컬러로 되어있고, 글보다는 사진이나 그림이 많아서 보는 재미가 대단했던 책이었다. 아마도 여덟인가 열 권 정도의 분량에 가나다순으로 항목이 나뉘어있어서 아무 권이고 쓱 뽑아 들고는 뒤적이는 재미도 있었다. 지금이야 스마트폰으로 검색하면 다 나오지만, 그때는 정보 자체가 귀했다. 게다가 내가 살던 곳은 충청도 산골이어서 그 시절 내게 <컬러학습대백과>는 지금의 스마트폰 이상이었다.

다른 많은 것이 그랬듯이 <컬러학습대백과> 역시 물려받은 것이었다. 충청도 산골에는 들여놓기가 쉽지 않았을 것인데, 아마도 큰형이 부모님을 졸라 사지 않았을까 싶다. 다행히(?) 큰형은 감수성이 강한 사람이라 아무래도 이과를 위한 책이라고도 할 <컬러학습대백과>에 쉬이 흥미를 잃어 내 차지가 되었던 것 같다. 나는 책을 좋아했고 이야기도 좋아했지만, <컬러학습대백과>를 접한 뒤로는 확실하게 알게 되었다. 내가 사실적인 것과 구조적인 것을 좋아한다는 점을 말이다.

　　돌이켜보면 의사 박의현을 만드는 데 <컬러학습대백과>도 분명히 한몫을 했다고 하겠다. 그때는 의사가 될 것이라고는 생각도 하지 않던 시절이었지만 말이다. <컬러학습대백과>에서 특히 내부 구조에 관한 내용을 보기를 좋아했다. 동물을 그려놓고 그 안에 뼈대가 어떻게 들어있는지 설명해주는 부분이 기억난다. 비행기 항목에서는 747 점보기 내부를 무려 두 페이지에 걸쳐 도해해놓은 것을 펼쳐놓고 구석구석 짚어가면서 살펴보던 것도 기억난다.

정형외과 의사에게는 진단방사선과라는 강력한 아군이 있지만, 여전히 기본이 되는 것은 진료실에서 환자를 처음 만나서 이야기를 들으면서 뼈나 관절의 상태를 자기 머릿속에 떠올리는 능력이다. 나는 수련의 때도 영상 장치를 잘 다룬다고 칭찬을 받았다. 겉으로 보이지 않는 뼈의 구조나 위치를 잘 잡는 능력의 많은 부분은 <컬러학습대백과> 시절부터 단련한 것이 아닐까 싶다. 그래서 헌책방 사장님께 <컬러학습대백과>를 입수하시면 한 질 구입하겠다고 말씀드렸다.

잡기를 즐기는 편은 아니지만, 유독 기억나는 것이 하나 있다. '너구리'라는 이름의 오락실 게임이다. 역시 지금은 스마트폰으로 게임을 하느라 거의 사라진 문화가 되었지만, 우리가 어렸을 때는 오락실에 가서 동전을 넣고 하는 게임기가 인기였다. 너구리는 이름 그대로 너구리를 움직여서 아마도 오리였던 추격자를 피하고, 장애물로 존재하는 압정을 점프로 피하면서 먹이를 다 먹으면 다음 판으로 이동하는 그런 게임이었다.

너구리 같은 게임은 원래 오락실의 취약 계층을 위해 만들어진 것이라 한다. 오락실의 주류는 빠른 속도로 총알을 쏘고 피하는 슈팅 게임이나 서로 무술로 싸우는 대전 격투 게임이었다. 그런데 이런 긴장감이 부담스러운 사람들을 위해서 단순한 조작으로 귀여운 캐릭터를 움직여 느긋하게 즐길 수 있는 게임기도 몇 대 들여놓는 전략이었다는 것이다. 어쨌든 나는 너구리 게임에 빠져서 매일 출근도장을 찍듯 오락실에 들려 너구리를 했다. 고등학교 동창의 증언으로는 늘 딱 세 판을 하고는 오락실을 떠났다고 한다.

고등학생 때는 독서실에서 살다시피 했다. 당시 같은 독서실에는 문과 1등이 있었는데, 나는 알게 모르게 그 친구와 경쟁을 하고 있었다. 적어도 문과 1등이 자리를 뜨기 전에는 일어서지 않는다는 식으로 전의를 불태웠다. 문과 1등도 나를 의식했는지는 알 수 없다. 독서실은 3층에 있었고, 같은 건물 1층에는 오락실이 있었다. 그때는 독서실에 있다가 오락실에 드나들기 시작하면 결국 독서실을 떠난다는 징크스가 있었다. 하지만 나는 오락실을 규칙적으로 다니면서도 독서실에서 성적이 좋은 유일한 인물이라는 평을 독서실 총무를 보던 대학생 형에게서 들었을 정도로 오락실에 출근도장을 찍었다. 물론 하던 게임은 늘 '너구리'였다.

지금 생각해보면 오락실의 너구리는 공부로 쌓인 긴장을 풀기 위한 나만의 루틴이었던 것 같다. 산골 아이가 도시로 나와 도시 아이들과 경쟁하는 것이 쉽지는 않았을 테니 말이다. 도시 아이들이 부모나 과외선생님의 도움을 받을 때, 나는 혼자 독서실에서 알아서 공부해야만 했다. 당시에는 별다른 어려움 없이 그냥 꾸역꾸역했다고 생각했는데, 분명히 부담감이 컸을 것이다. 그러한 부담감을 나는 너구리 게임으로 털어내려 했던 것 같다.

너구리로 긴장을 털어내는 것 자체가 루틴이었지만, 너구리 게임 자체도 루틴으로 승부를 볼 수 있어서 좋아했던 것 같다. 게임에 들어가기 전에 너구리의 움직임을 머릿속에 그린 다음 계획에 맞춰 너구리를 이동시키는 식이었으니까 말이다. 너구리를 해본 사람이라면 너구리의 움직임이 느릿느릿하다는 것을 기억할 것이다. 쫓아오는 무시무시한 오리를 피해서 조심스럽게 너구리를 움직이는데, 단순한 조작 같지만 이동과 점프의 미묘한 타이밍을 맞출 때 짜릿한 재미가 있었다.

오락실에 앉아 너구리 세 판을 하는 시간도 결국 독서실에서 보내는 시간의 일부였던 것이다. 아무리 좋아서 하는 일이라도 긴장은 반드시 존재한다. 남보다 뛰어난 성과를 낸다고 해서 부담이 없는 것은 아니니까 말이다. 긴장을 풀고 부담을 덜어내는 방법을 찾는 것이 중요하지만, 그것이 주된 일을 위협해서는 안 된다. 서양 사람들이 이렇게 말한다지 않는가. "개가 꼬리를 흔들어야지, 꼬리가 개를 흔들면 곤란하다"고 말이다. 어쨌든 내 경우엔 너구리 게임에 제법 신세를 진 셈이다. 그러니 누군가 의사로서 성공 비결을 묻는다면 <컬러학습대백과>와 너구리 게임 덕분이라고 답해야 할지도 모르겠다.

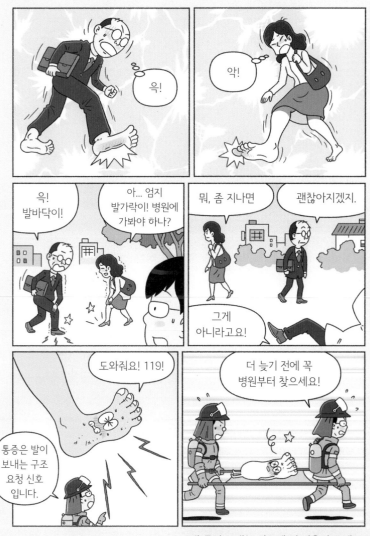

내 몸이 보내는 신호에 귀 기울여 주세요.

장래희망 삼성전자

　우리 병원 인근에 있는 고등학교의 요청으로 학생들 앞에서 강연을 하게 되었다. 원래 사람들 앞에 나서는 것을 쑥스러워 하는 편이지만, 아들을 키우는 아빠 입장에서 학생들에게 도움이 될 일을 하는 것도 의미 있겠다는 마음에 용기를 내었다. 그와 함께 우리 병원에서 진료를 받으신 선생님께서 주선하신 것이라는 점도 의미가 있었다. 어떻게 하면 우리 병원이 지역 사회에 도움이 될 수 있을까 고민하던 중에, 학생들에게 우리 병원이 가진 지식을 나눠주는 것도 하나의 방법이라는 것을 깨우친 것이다.

요즘 학교에서는 진로적성 교육에 중점을 두고 있다고 한다. 우리 때는 그냥 공부만 하면서 달려가는 분위기였는데, 요즘 학생들은 사회에 나가 어떤 삶을 살 것인지 구체적으로 그려보면서 목표를 설정하고 필요한 것들을 채워나가고 있었다. 그래서 강연 내용도 의사라는 직업에 초점을 맞추기보다는, 병원이라는 공간에서 일하는 다양한 사람들에 대한 내용을 준비했다. 의료인으로 일하는 것은 생명을 다루는 것이기에 다른 직종보다 더 많은 훈련을 받아야 하고, 일할 때도 많은 주의가 필요하다. 하지만 그만큼 사람을 돕는다는 보람을 느낄 수 있는 직업이라는 점을 전하려 노력했다.

강연을 마치고 질문을 받았는데, 한 여학생이 손을 번쩍 들더니 "원장님은 언제부터 의사를 꿈꿨나요?"라고 물었다. 순간 뜨끔했다. 사실 나는 어려서부터 의사가 되겠다는 꿈을 키워온 것은 아니었기 때문이다. 의대에 들어가고 보니 대부분의 의대생들은 일찍부터 의사가 되겠다는 목표를 세우고 노력해온 경우가 많았다. 하지만 나 박의현은 '어떻게 하다 보니' 의대에 오게 되었다는 쪽이었다. 물론 결과적으로는 의사가 적성에 맞았고, 실제로도 잘한다는 소리를 듣고 있지만 말이다.

아무튼 이 질문에 답변을 하려던 나는 두 갈래 길에서 갈등했다. 어른으로서 교육적인 얘기를 해줘야 할까? 그러니까 어렸을 때부터 의사의 꿈을 세우고 걸어온 의사들을 많이 알고 있으니, 그들의 얘기를 빌려와서 이상적인 얘기를 하는 것도 나쁘지 않아 보였다. 하지만 나는 뭘 꾸며서 말하는 사람은 아니기 때문에 있는 그대로 솔직하게 말하기로 했다. 어떻게 하다 보니 의사가 된 바로 그 과정을 차근차근 되짚어보기로 한 것이다.

한 가지 이해하고 가야 할 것은, 박의현 어린이는 충청도 산골 소년이었다는 것이다. 게다가 첫째도 아니고 둘째 아들이어서 뭐든 물려받아야만 손에 쥘 수 있었다. 요즘은 도시와 농촌의 격차가 많이 없어졌지만, 내가 자랄 때만 해도 시골에서는 도시에 비해 새로운 정보를 만날 기회가 거의 없었다. 저녁이 되어 잠깐 TV를 보는 것이나 친구에게서 어렵게 빌린 만화

책을 보는 정도가 그나마 세상에 대한 정보를 얻을 기회였다.

어릴 때 내 꿈은 삼성전자에서 일하는 것이었다. 지금 생각해도 좀 특이한 꿈이었다. 당시 어린이들의 꿈은 대통령, 장군, 회사 사장님, 박사님… 뭐 이런 식이었는데, 나는 콕 집어서 '삼성전자'였던 것이다. 내가 삼성전자를 목표로 한 이유는 어떻게 보면 단순했다. 우리 집도 그랬고 친구들 집이나 친척 집도 그랬고 TV나 냉장고 같은 물건들에는 대부분 삼성전자의 로고가 떡하니 붙어있었던 것이다. '저렇게 신기하고 좋은 물건을 만드는 회사라면 좋은 회사다.' 그런 마음에 삼성전자에서 일하는 것이 장래희망이 되었다.

초등학생 때 그린 그림도 있다. 삼성전자에서 일하는 박의현을 그린 것인데, 파란색 작업복에 하얀색 안전모를 쓰고 양손에 복잡한 도구를 들고 있는 모습이었다. 실제로 삼성전자에서 그렇게 입고 일하는지는 모르겠지만, 어쨌든 어린이 박의현의 장래희망은 삼성전자에서 일하는 것이었다. 어른 박의현이 어린이 박의현을 위해 첨언을 한다면, 일단 이 친구는 구체적인 목표를 세우고 노력하는 특징이 있다. 막연하게 과학자 이런 게 아니라 주변에 있는 좋은 물건을 누가 만드는지를 확인한 뒤 목표를 세우고는, 역시 거기서 일하는 자신의 모습을 구체적으로 그려보는 것이다.

솔직히 고백한다면 어른이 된 지금도 어린이 박의현의 특징은 어딜 가지 않고 남아있다. 우리 병원을 개원할 때는 기대도 있었지만 그만큼 고민도 많았는데, 그때도 내가 어떤 병원을 만들어 어떻게 일해야겠다는 그림을 구체적으로 그리면서 계획했다. 족부질환에 특화된 병원을 만드는 것은 지금까지 없었던 시도를 하는 것이라 부담도 컸고, 주변에서 걱정하는 말도 더러 들었다. 그런데 구체적인 그림을 떠올리고 계획을 세운 덕분에 큰 탈 없이 지금까지 성장해올 수 있었던 것 같다.

중학교와 고등학교를 다니면서 내 목표는 서울대학교 전자공학과가 되었다. 정확하게는 서울대학교를 나와 삼성전자에서 일하는 것이었다. 삼성전자는 국내 최고의 전자회사이며, 여기서 일하기 위해서는 국내 최고의 대학에서 전자공학을 배워야 한다고 생각해서였다. 그래서 서울대학교에 갈 수 있는 수준이 되고자 열심히 공부했다. 결과만 말한다면 서울대학교에 합격하지는 못했다. 선생님은 아깝게 떨어졌다고 하셨지만, 내 입장에서 본다면 목표를 이루지 못한 것이라 어깨가 처질 수밖에 없었다.

주변의 권유로 서울로 올라와 재수를 시작했다. 여러 어른들께서 아무래도 서울과 지방 사이에 존재하는 교육 환경의 격차 때문에 아쉽게 떨어졌다고 말씀해주셔서였다. 그때는 그냥 위로의 말씀이라 생각했는데, 서울에 올라와 다양한 지역에서 모인 학생들 사이에 있어보니 지방에서는 채울 수 없었던 것들이 제법 있다는 것을 알게 되었다. 그래도 당시 서울에서도 최상위권 학생들만 들어갈 수 있다는 학원에 들어가 그동안 공부한 것이 나름 쌓여있다고 평가를 받은 셈이라 자신감을 되찾을 수 있었다.

전국 최상위권 학생들과 재수를 하게 된 것은 좋은 경험이 되었다. 대부분 학생들이 최고를 지향하다 아쉽게 떨어진 상황이라 실력들도 대단했고 열기도 대단했다. 아무래도 홀로 서울에 올라와 재수를 하다 보니 생활적 어려움이 적지 않았지만, 성적만큼은 목표 이상으로 향상되었다. 하지만 구체적인 목표에 대해서는 여러 가지 생각이 들었다. 그래서 택한 방법이 서울에 올라와 일하고 있는 친척 형들이나 선배들을 만나는 것이었다. 학교나 학원에서는 성적에 맞춰 갈 수 있는 대학이나 학과를 중심으로 사고하지만, 나는 그 분야가 구체적으로 사회에서 어떻게 돌아가고 평가받는지를 알고 싶었던 것이다.

뜻밖에도 여러 사람들이 내게 의대 진학을 권유했다. 다들 이유는 달랐지만 말이다. 누구는 네 성적이면 의대가 가능하다고 권유했고, 또 누구는 네 성격이면 의사가 어울린다고 권유했다. 사실 그때까지 의대는 전혀 생각도 하지 않았기 때문에 의대 진학이라는 새로운 목표는 신선한 충격으로 다가왔다. 하지만 의대는 전국 최상위권 학생만 모였다는 학원에서도 최상위권에 드는 학생들의 목표였다. 게다가 이 친구들은 아주 어린 시절부터 의대 하나만을 보고 달려왔다. 내가 지금

갑자기 의대라는 목표를 세워도 되는 것일까? 고민에 빠지는 것이 당연했다.

재수생 박의현도 다를 것은 없었다. 어린이 박의현처럼 해결할 밖에…. 의대라는 목표를 검증하기 위해 내가 택한 것은 내 점수로 의대를 갈 수 있는지 확인하는 것이 아니었다. 그전에 의사란 무엇인가를 알아보기로 했다. 나는 가장 가까운 대학병원을 찾았다. 의사란 어떤 환경에서 어떤 일을 하는지 빠른 시간 안에 파악하려고 한 것이다. 마침 내가 찾은 대학병원은 시내에 있는 캠퍼스 안에 있어 의대도 구경할 수 있었다. 그때는 간이 좀 컸는지 의대 강의실에 슬쩍 들어가 수업도 들어보았다. 오랜 시간이 필요하지는 않았다. 전자제품에서 삼성전자를 보았듯, 대학병원과 의대를 내 맘대로 견학하는 동안 어느새 의사의 길이 마음에 들어왔다.

그리고는 노력했다. 의대에 갈 수 있는 성적을 내기 위해서 말이다. 대학 입시를 경험한 사람이라면 알 것이다. 정말 이를 악물고 노력했을 것이라는 사실을 말이다. 그때 어린이 박의현이 그랬듯이 무작정 찾아갔던 바로 그 대학병원의 의대를 목표로 공부했다. 제일 가까워서 간 것이진 하지만, 지금은 인연의 힘이 대단하다고 생각한다. 의대마다 고유한 문화가 있는데, 내가 선택한 그 의대는 나와 잘 맞는 면이 많아서 내가 의사로 성장하는데 큰 도움이 되었으니 말이다. 어쨌든 그렇게 나는 연세대학교 의대에 진학하게 되었다. 장래희망 삼성전자로 시작해서 장래희망 세브란스 대학병원에 도착한 셈이었다.

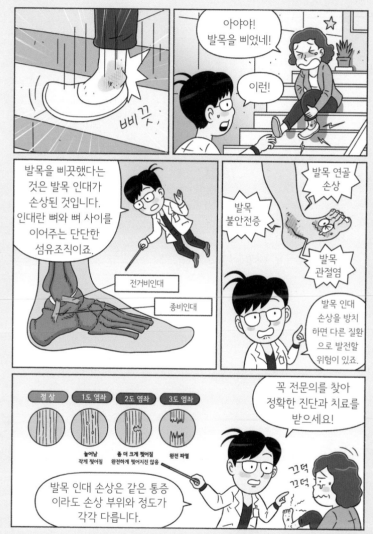

예방을 위해 발목 주변의 근력과 유연성을 키워주세요.

의대생 맞아요?

나는 연세대학교 의대에서 공부했다. 내가 연세대학교를 가게 된 계기는 재수 시설 의대 진학을 고민하면서 가장 가까운 대학병원을 찾아간 것이 인연이 되어서였다. 어떻게 보면 우연이라 하겠지만, 정말 감사하는 것은 연세대학교에서 공부했기 때문에 어엿하게 의사로 성장하고 오늘에 이르게 된 점이다. 연세대학교와 나는 여러모로 궁합이 잘 맞았다.

연세대학교는 어려운 시절에 조선을 찾아온 선교사들이 만든 학교다. 그래서인지 개방적인 문화도 많고, 최신 의료 기법을 도입하는데도 적극적이다. 산골 소년이라는 특성 때문에 어려서부터 알아서 공부를 해왔던 내게는 연세대학교 특유의 개방적인 환경이 지내기에 좋았다. 물론 동문들이 이 말을 듣는다면 이의를 제기할 수도 있다. 하지만 내가 보기에는 다른 의대들에 비하면 확실히 연세대학교는 어쩐지 유연한 이미지가 있다.

나는 연세대학교를 정말 좋아했다. 그래서 시간이 날 때마다 캠퍼스 곳곳을 다녀보았다. 특히 닥터 알렌의 동상을 즐겨 찾았다. 머나먼 조선까지 와서 의술을 베푼 닥터 알렌을 보면서 모름지기 의사란 이런 분이지 했다. 어쩌면 다른 동기들이 어렸을 때 위인전을 보며 의사에 대한 꿈을 키웠던 것과 달리, 나는 의대생이 되어 닥터 알렌의 동상 앞에서 늦깎이로 그런 과정을 거친 것도 같다. 연세대학교에는 닥터 알렌의 이름을 딴 알렌관이 있는데, 좋은 일이 있을 때면 여기서 식사를 하며 자축하는 나만의 의식을 치르기도 했다.

우리 병원 이름에는 '연세'가 붙어있다. 연세대학교에서 정말 많은 것을 배운 것에 감사하게 생각하는 마음에서 붙인 것이기도 하고, 항상 초심을 기억하며 계속 나아가겠다는 다짐이기도 하다. 대한민국의 의료 수준은 세계적이며, 각 대학병원은 나름의 장점이 있지만 나는 특히 최신 의료 기법 도입에 적극적이고 환자지향적인 세브란스 대학병원의 기풍을 자랑스럽게 생각한다. 내 병원의 이름에도 '연세'가 있는 만큼 그런 세브란스 대학병원의 기풍을 조금이라도 닮은 병원을 만들고자 노력하고 있다.

신촌 부근에서 하숙집을 얻었다. 그런데 어느 날 하숙집 주인아주머니께서 조심스럽게 "의대생이 맞아요?" 하고 물으시는 거다. 사실 연세대학교에 대해서라면 나는 초심자요 하숙집 주인아주머니는 프로인데, 그분이 보시기에 나는 의대생 같지 않았던 것이다. 의대생들은 아침 일찍 나갔다가 저녁 늦게 들어와서는 바로 자는 경우가 많다. 의대생들은 대체로 조용히 지내고, 휴학 없이 쭉 학교를 다니기 때문에 하숙집에서는 의대생이 들어오면 좋아한다. 그런데 나는 좀 달랐던 모양이다.

사실, 의대에 합격했다는 기쁨은 쉬이 지나간다. 의대생들은 우수한 성적을 내는 것은 나중 일이고 일단 과정을 무사히 마쳐야 한다는 압박감에 시달린다. 교양공부를 하는 예과 시절에는 그래도 좀 여유가 있다. 학교에서도 의대생들이 무사히 적응하도록 여유를 두는 편이다. 하지만 이런저런 배려를 해준다고 해도 의대생들은 긴장할 수밖에 없다. 전국에서 공부로는 둘째가라면 서러울 인재들을 한자리에 모아놨으니 모두가 열등생이 된 기분으로 공부하고 또 하는 것이다.

그런데 나는 좀 달랐다. 조금은 느긋하게 임했던 것 같다. 당시 나는 의대 편집부에 들어갔는데, 예과 학생이 편집부에 들어오는 것 자체가 특이한 일이었다. 나는 책을 좋아했기 때문에 편집부에 들어갔지만, 들어가고 보니 편집부가 꽤 좋았다. 의대 얘기만 하는 게 아니라 세상 돌아가는 얘기도 하고, 이런저런 책도 읽고, 무엇보다 공부에 대한 게 아닌 것들을 주제로 토론하는 것이 너무 좋았다.

나는 의대 밖에서도 친구를 제법 사귀었다. 당시 대학가에서는 민주화를 향한 열망이 뜨거웠는데, 다른 과의 친구들의 이야기를 들으면서 각 개인이 잘 사는 것 못지않게 세상이 바르게 나가는 것도 중요하다는 것을 깨우쳤다. 그러다보니 자연스럽게 하숙집에 친구를 데리고 오기도 하고 밤새 떠들기도 한 것이다. 하숙집에서 공부도 아니고 잠도 아니고 친구와 세상 돌아가는 얘기를 하는 의대생이라니, 주인아주머니께서 의심할 만도 했다.

돌이켜보면 의대에 갓 들어간 나는 뒤늦게 걸음마를 배우는 아기 같았다. 아니, 남들처럼 같이 걷고 뛰고는 있었지만 속으로는 남들이 이미 떼고 온 고개를 가누고 뒤집고 하는 과정들을 나름의 방법으로 압축해서 다져가고 있던 것 같았다. 닥터 알렌의 동상으로 위인전을 대신했던 것처럼 말이다. 결과론적인 얘기겠지만, 그때 내가 그런 시간들을 갖지 않고 바로 숨 가쁜 의대생 시간표로 뛰어들었다면 일찍 지쳐버리지 않았을까 싶기도 하다. 그런 점에서 뒤늦은 걸음마를 함께해주었던 그 시절의 선배들과 친구들이 그저 고맙기만 하다.

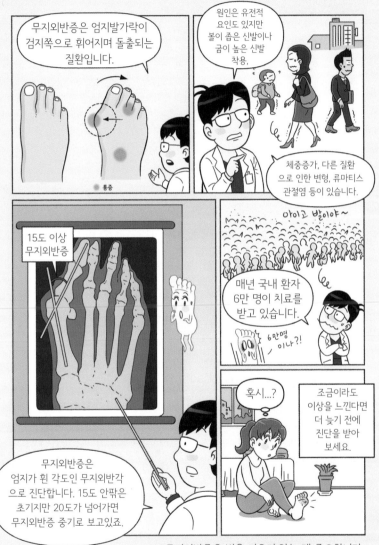

무지외반증은 병을 키우지 않는 게 중요합니다.

노먼 베순과 인턴X

의대생은 엄청난 양의 책을 읽어야 한다. 아니 읽어야'만' 한다. 단지 읽는 데 그쳐서는 안 되고, 거의 통째로 머릿속에 집어넣은 다음에 바로 꺼낼 수 있는지 시험도 봐야 한다. 그래서 의대생 곁에는 늘 두툼한 책들이 압도적으로 많다. 그 책들을 제법 읽어내는 편이지만, 오히려 그럴수록 책 읽기의 재미와는 멀어지게 되는 것이다. 나는 어려서 책 읽는 것을 즐겼던 터라 남들보다는 과제를 수행하기가 조금은 나았지만, 말 그대로 조금 나은 것이지 압도적인 과제에 눌리기는 마찬가지였다.

하지만 나는 의대에서 공부하면서 다른 의미에서 책 읽기의 재미를 배웠다. 어렸을 때의 독서가 재미있어 보이는 책을 집어 들고 혼자 읽고는 기억에 남는 대목을 적어보는 개인적인 경험이었다면, 대학에 와서는 독서를 통해 다른 이와 생각을 나누는 '독서의 사회화'를 경험한 것이다. 누군가에게서 책을 추천받는 것은 그 사람의 세계를 소개받는 것과 같다. 물론 같은 책을 읽더라도 서로 다른 관점에서 보고 있다는 것을 깨닫는 것만으로도 큰 공부가 되었다.

그때는 젊었기 때문에 술 한잔이 빠질 수가 없었다. 책 이야기를 하다보면 자연스럽게 막걸리를 기울이게 되거나, 아니면 막걸리로 시작했는데 어느새 열띤 토론이 이루어지고 있었다. 신촌 하숙집에서 과자 한 봉지에 막걸리 몇 통으로 시작하더라도 이내 세계적인 석학부터 역사의 죄인까지 불러다 놓고는 이건 잘 했고 저건 문제라고 목소리를 높이기도 했다. 다시 덧붙이지만 그때는 우리가 다들 젊었으니 말이다.

누가 놓고 간 것인지는 모르겠지만 우연히 하숙집에서 찾아낸 책을 통해 노먼 베순을 만났다. 노먼 베순은 캐나다 출신의 의사로, 스페인 내전과 중국의 국공내전에 참여해 의술을 펼쳤다. 베순은 거대한 억압에 맞서는 핍박받는 이들의 편에 섰다. 특히 총탄이 오가는 전쟁터에서 자신의 몸을 아끼지 않으며 의술을 펼쳤다. 노먼 베순이 자신의 나라인 캐나다보다 스페인과 중국에서 더 오래도록 기억되는 것은 이런 헌신적인 삶 때문일 것이다.

책을 놓고 간 사람은 아무래도 시대와 혁명 같은 주제로 노먼 베순을 이해한 것 같다. 하지만 의대생인 나는 열악한 상황에서 최선을 다하고자 했던 한 의사의 투쟁으로 그의 삶을 이해했다. 기본적인 약품조차 구하기 어려운 상황에서 시급을 다투는 총상 환자를 살리는 것은 얼마나 힘든 일이었겠는가?

의사는 단순한 직업 하나가 아니다. 한 사람의 의사가 제 몫을 하기까지는 의사 자신의 치열한 노력도 중요하지만, 국가나 사회의 지원도 요구된다. 이런 점에서 모든 의사들은 사회에 빚을 지고 있다고 할 수 있다. 아울러 의사로서 자신의 진료를 성실하게 하는 것 자체로도 의사들은 사회적 역할을 하고 있다고 볼 수 있다. 하지만 그보다 더 나아가 늘 사회적 고통을 치료하기 위해 의사로서 노력하는 것의 중요성을 노먼 베순에게서 배울 수 있었다.

노먼 베순은 중국에서 생을 마쳤다. 안타깝게도 수술 중에 자신의 손가락을 베었고, 이 상처로 인해 목숨을 잃는다. 수술을 하던 의사가 부상을 입는 것은 의외로 자주 발생하는 일이다. 하다못해 소독약이나 항생제만 있어도 이 정도 상처로 사람이, 더군다나 의사가 목숨을 잃지는 않는다. 단지 의학적 상식으로 본다면 노먼 베순의 죽음을 허무하다고 할 수도 있겠지만, 그런 사정을 아는 의대생의 눈에는 그래서 그의 삶과 죽음이 더 숭고하게 다가왔다. 내친 김에 베순과 비슷한 사례를 하나 더 소개하겠다.

<인턴 X>는 어느 미국 의사의 익명이자 그의 책 이름이다. 그는 자신이 수련의로 지내던 과정을 기록으로 남겼고, 이것이 책으로 나오면서 미국 사회에 큰 반향을 일으켰다. 인턴X

의 기록은 어느 초보의사의 생존기이지만, 그보다는 미국 병원의 민낯을 드러내는 보고서라 하겠다. <인턴 X>는 미국처럼 발전한 나라에서 병원이 돌아가는 방식을 보면서 의료 서비스를 고르게 제공하는 것이 얼마나 어려운가를 생각하게 한다.

<인턴X>에 묘사된 미국 병원의 현실 중에는 우리와 비슷한 것도 있고, 근본적으로 다른 것도 있다. 하지만 수많은 나라에서 <인턴 X>가 번역되고 오래도록 읽히는 것을 보면 사람의 생명을 다루는 의사라는 직업 자체에서 나오는 여러 문제들은 각 나라의 차이를 뛰어넘는 공감대가 있지 않나 싶다. 의학적 한계도 의사를 괴롭히지만, '생활인으로서 개인'과 '의사라는 공적인 직업' 사이의 갈등이나 의사 사회의 서열 문화 같은 외적인 문제들은 의사라면 누구나 한 번쯤은 겪었을 것이다.

의사로 살아가면서 생명의 소중함도 알게 되지만, 죽음의 냉정함도 목격해야만 한다. <인턴X>에는 도저히 손을 쓸 수

없는 상태까지 이르러 병원에서 죽음을 맞이하는 장면들이 여럿 등장한다. 특히 병세가 점점 악화되어가는 아들의 죽음을 인정하지 못하는 어느 부모의 이야기가 인상 깊었다. 이 부모는 자신의 아들을 살려내라며 난동에 가까운 행동도 하지만, 자신의 아들이 결국 죽음에 이르고 의료진이 다른 환자들을 위해 부검을 허락해달라고 하자 슬픔을 누르고 의료진에게 협력한다.

현대 의학은 무수한 죽음을 딛고 일어서 치료법을 갖춰왔다. 하나의 죽음은 새로운 단서가 되어 치료법을 보강했고, 이런 노력들이 이어지면서 이전에는 속수무책으로 환자를 잃을 수밖에 없었던 싸움에서 마침내 의사들은 작은 승리를 선언하게 되는 것이다. 그리고 의사는 다시 새로운 전투에 나선다. 이런 수많은 패배와, 그것을 딛고 일어서는 과정을 통해 현대 의학이라는 든든한 방패가 생겨난 것이다.

세상의 많은 일이 그런 것처럼 의대생의 삶이 아무리 빡빡하다 해도 결국에는 익숙해지고 무뎌지게 된다. 처음에는 날

카로운 감각으로 의대생을 격려하기도 하고 괴롭히기도 하던 삶과 죽음이라는 문제도 어느 순간부터는 감정적으로 객관화되어 순수하게 학술적으로 다가온다. 생명이 감정의 영역에서 학술로 옮겨오는 것은 의대생이 의사가 되는 과정에서 꼭 필요한 것일지도 모른다. 하지만 나는 노먼 베순과 인턴X가 깨달은 것들을 떠올리며 '의사'라는 두 글자를 늘 무겁게 대하려 노력했다. 나 박의현은 앞으로 의사로 살아가는 동안 이 감각을 소중하게 간직하리라.

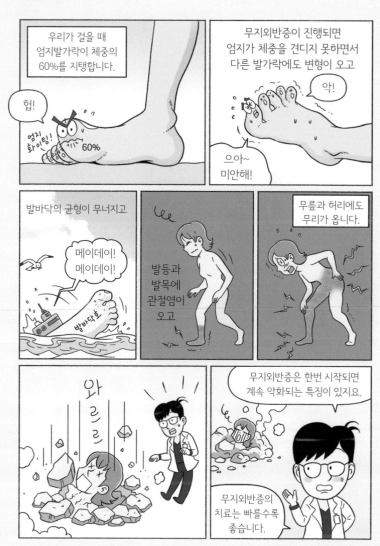

전문의의 진단을 받아 치료 계획을 세워야 합니다.

해부학교실의 냄새

보통 사람들이 의대생에 대해 가장 흔히 떠올리는 장면이 바로 해부학 실습을 하는 모습일 것이다. 풋내기 의대생이 해부대 앞에서 잔뜩 긴장하는 모습은 의대가 배경인 드라마나 영화에서는 꼭 빠지지 않고 등장한다. 실제로도 첫 해부는 매우 강렬한 체험이다. 이제 갓 스물을 넘긴 청춘들이라 아직 장례를 치러본 경험이 없을 가능성도 크고, 장례를 겪었다 해도 해부대 앞에 서는 것은 차원이 다른 경험이기 때문이다.

해부학교실에 처음 들어서면 해부실 특유의 강렬한 냄새가 분위기를 압도한다. 그렇다고 해서 해부학교실을 지배하는 냄새가 시신의 냄새 같은 것은 아니다. 정확히 말해서 해부학교실의 냄새는 죽음을 고정시키는 과정에서 나오는 냄새다. 해부의 대상이 되는 시신들은 약품 처리를 통해 해부하기 좋은 상태를 유지하게 되는데, 이 약품들의 냄새가 사뭇 강렬하다.

나는 해부학교실에서 시신들을 처음 접하면서 두렵다기보다는 숙연해진 자신을 보았다. <인턴X>에서 아들의 죽음을 겪고 나서 부검에 동의하는 부모의 이야기를 감동 깊게 읽었던 나는, 해부학교실에 있는 많은 시신들도 어떤 식으로든 그런 과정을 겪었을 거라 생각했다. 그래서 새삼 마음을 다잡게 되었다. 우리 같은 풋내기들을 공부시키기 위해서 누군가의 헌신이 있었다고 생각하면서, 이분들에게 보답하는 방법이라면 남김없이 배우고 익히는 것 밖에 없다는 결론에 이르렀다.

해부학교실은 의대에 꼭 필요한 과정이다. 아무리 기술이 발달해서 입체적인 그래픽으로 대체할 수 있다고 해도 실제 조직을 접하며 공부하는 경험 자체를 대체하기는 어려울 것이다. 해부학교실에서는 실제 조직을 분해해서 그림으로 옮기는 훈련을 하면서 인체란 무엇인가를 머릿속에 단단히 새기게 한다. 나중에 살아있는 사람의 몸을 상대로 의술을 펼칠 때 조금의 실수도 없도록 말이다.

해부학교실의 강렬한 냄새도 결국엔 익숙해진다. 어느 시점이 되면 해부학교실에서마저 별다른 냄새를 느끼지 못하는 단계에 이른다. 이때쯤 되면 각자 처음 해부학교실에 들어서며 보였던 다양한 반응도 평준화된다. 그래서 나는 해부학교실이야말로 의사를 키우기 위해 사회가 의대생들에게 크게 배려하는 곳이라 생각한다. 따라서 개인적 반응은 최소화하고 냉정하게 배우려는 자세를 갖는 것이 풋내기들을 위한 시신 제공자분들의 헌신에 조금이나마 보답하는 길이었을 것이다.

해부학교실에는 '땡 시험'이라는 게 있다. 해부학교실의 조교들이 여러 개의 현미경에 각각 다른 조직을 준비해놓으면, 의대생들이 한 명씩 현미경 앞에 서고는 조교의 신호에 따라 현미경들을 하나씩 이동하면서 그 조직이 무엇인지 보고 적는 것이다. 빠듯한 시간 속에서 여러 개의 조직을 판별해야 하므로 의대생들에게는 상당한 압박감을 주는 시험이다.

땡 시험에 진이 다 빠진 의대생들 중에는 땡 시험 회의론자가 나오기 쉽다. 아마도 '빨리 빨리'를 좋아하는 한국에만 있는 시험일지도 모른다는 의견부터 뻔히 알고 있는 것이었는데 땡 시스템의 압박감 때문에 답을 적지 못했다는 한탄까지 우울한 기운들이 구름처럼 떠다닌다. 나는 땡 시험의 장점을 찾아보려던 쪽이었다. 예를 들어 임상에서는 빠른 시간 안에 판단해야 할 텐데, 땡 시험은 그런 능력을 키워준다거나 하는 식이었다. 압박감을 느낄수록 뭔가 긍정적인 것을 찾으려는 나름의 노력이었던 것도 같다.

해부학교실에는 좌익과 우익이 있다. 그러니까 좌우대칭을 이루는 장기(臟器)를 다루는 경우에는 왼쪽보다는 오른쪽이 유리하다는 말이다. 대부분의 해부학 서적에는 오른쪽을 기준으로 도해가 있기 때문에 가능하면 오른쪽을 맡는 게 공부하기에 좋다. 그러니 해부학교실에 들어서면 가급적 우익에 서려는 의대생들이 많을 수밖에 없다. 나는 일부러 좌익을 택했다. 이왕 배우려면 난이도를 높이자는 생각이었다. 그래서 오른쪽을 배당받고도 잘 바꿔주었기 때문에 동기들 사이에서 사람 좋다는 소리까지 들었으니 그것도 나쁘지 않았다.

　나도 사람이기 때문에 지치고 힘들 때가 있다. 하지만 의사로서는 제법 프로가 되었기 때문에 적어도 내 컨디션에 따라서 의료의 질이 떨어지는 일은 없도록 노력한다. 아주 힘들 때마다 해부학교실의 냄새를 떠올리곤 한다. 처음 해부대 앞에 서서 풋내기를 위한 숭고한 헌신을 해주신 분들을 생각하며 마음을 가다듬던 그때로 돌아가곤 한다. 그 풋내기가 자라 지금은 한 분야에서는 나름 인정받고 있다. 나 혼자 잘나서 된 것이 아니라는 것을 기억하며 풋내기의 마음으로 언제나 최선을 다하고자 한다.

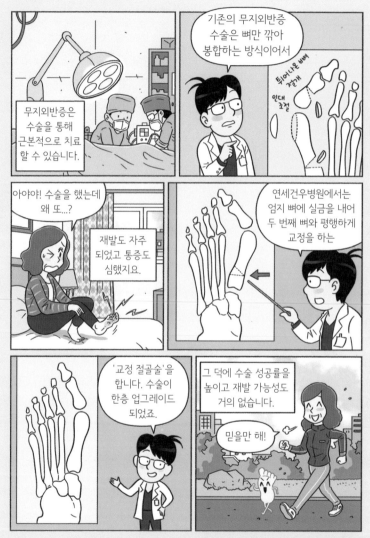

수술 방법의 발전으로 통증을 최소화하고 있습니다.

응급실에서 반하다

의대에는 공짜가 없다. 무슨 얘기인가 하면 의대에선 무엇 하나 그냥 가르쳐주지 않는다는 얘기다. 만약 교수님이나 선배들이 뭔가를 가르쳐주고 싶다면 일단 해당 의대생에게 묻는다. 그 의대생이 바로 답할 수 있다면 좋겠지만, 대개는 쉽게 답이 나오지 않는다. 현장에서 잔뜩 깨지다가 문득 떠오를 수도 있고, 나중에 돌아서서 책을 찾아보고 알 수도 있다. 하지만 어쨌거나 의대에서의 지식이란 '선 고통, 후 깨달음'의 형식으로 전수된다.

나는 꾸역꾸역 답을 하는 스타일이었다. 답을 한다는 것이지, 맞혔다는 얘기는 아니다. 대개 잘 모르면 입을 닫고 야단을 맞는 경우가 많지만, 나는 뭐가 되건 일단 대답을 하면서 정답을 찾으려 했다. 이런 나를 예쁘게 봐주고 더러 힌트도 주시는 분들도 계셨고, 때로는 요령 피우는 놈으로 보셨는지 확실하게 혼을 내는 분들도 계셨다. 어쨌거나 그렇게 또 하나 배우면서 의대생의 하루가 지나갔다.

의대에는 일정 확률로 '도망자'가 나온다. 도망자란 말 그대로 더 이상 못하겠다며 의대생이 병원에서 사라지는 것을 뜻한다. 도망자는 대부분 병동에 나가면서부터 생기는데, 학교와 달리 병동에 투입되면 실제 환자들을 대하면서 어떻게든 한 사람, 아니 몇 사람 몫을 해내야만 하기 때문이다. 결국 중압감을 이기지 못하거나, 큰 실수를 하거나, 나름의 사정으로 도망자가 되는 것이다.

도망자는 대부분 잡혀온다. 아니, 잡아와야만 한다. 아무리 실수를 했더라도 여기까지 키웠는데 다른 일을 하게 만드는 것보다는 어떻게든 의사로 만드는 것이 개인을 위해서나 사회를 위해서나 도움이 되기 때문이다. 솔직히 언제나 사람이 부족한 의국의 사정도 도망자를 적극적으로 귀환시키는 중요한 이유가 된다. 그래서 대부분의 의국에는 도망자 회수 전담팀도 있기 마련이고, 최단부터 최장까지 도망자 기록도 존재한다.

나도 한때는 도망자였다. 왜 도망자가 되었는지 아직은 밝히고 싶지 않다. 조심스럽게 덧붙이자면 구조적 모순에 대한 좌절이었다고 해두자. 어쨌거나 도망자가 되었다가 며칠 뒤에 복귀했다. 의대의 도망자들은 학교에서 가급적 멀어지려한다. 도망자 경험이 있는 선배로부터 의대에서만 몇 년을 지내다 세상으로 나가보니 그렇게 낯설 수가 없었다는 얘기도 들었다. 특이한 경우로 학교 주변 만화방 같은 곳에서 장기 거주하다가 검거된 선배가 있다는 얘기는 들었지만, 대부분의 도망자들은 고향 집이나 친구 집 같은 낯선 세상 속 그나마 익숙한 곳에서 찾을 수 있다.

내 경우에는 도망자가 되었음을 선포한 다음 날 저녁쯤 자취방에서 책을 읽다가 나를 찾아온 선배를 만나 자수 권유를 듣게 되었다. 선배의 회상에 따르면 왠지 박의현이는 배짱 좋게 자기 방에서 책이나 읽고 있을 것 같다는 생각이 들었다고 한다. 사실 나 스스로도 잠에서 깬 뒤 아무것도 하고 있지 않은 자신이 낯설던 참이었다. 생각해보면 원래 살고 있던 곳에 있었으니 도망자는 아니었다고 뒤늦게 변명해보고 싶기도 하다. 어쨌든 심각한 상황에 처할수록 좋아하는 책이나 읽으며 생각을 정리해보는 것은 그때나 지금이나 내 스타일인 것이다.

의대생들에게 가장 큰 고비는 전공과를 선택하는 일이다. 의대 공부도 힘들지만 수련 과정은 더 힘들기 때문이다. 전공을 잘못 선택하면 지금까지 공부한 것이 다 허사가 될 수도 있기에 의대생들은 전공에 대한 정보를 하나라도 더 얻으려 감각을 곤두세운다. 전공은 의사가 되어 사회에 나갔을 때 남아 있을 인생을 결정하기에 그만큼 신중하게 판단해야 했다. 인기가 있는 전공에는 사람도 몰리게 마련이어서 치열한 경쟁이 기다리고 있었다.

왜 발을 전문으로 했느냐는 질문에 나는 "발이 재미있어서"라고 답한다. 왜 정형외과를 택했냐고 묻는다면 "응급실에서 반해서"라고 답한다. 응급실 인턴을 돌 때였는데 손목이 부러진 환자가 실려 왔다. 수술을 할 줄 알았는데, 호출을 받고 나타난 정형외과 수련의 두 명이 환자의 손목을 맞추더니 깁스를 하고는 떠났다. 엑스레이를 찍어보니 손목뼈가 잘 맞춰진 것을 보고 '뭐 이런 사람들이 있지?' 싶었다. 수술로 병을 고치는 것이 외과의 매력이라면, 그것을 맨손으로 해내는 정형외과에 반해버린 것이다.

결정타를 날린 것은 히포크라테스였다. 응급실에 어깨뼈가 빠져 고통스러워하는 환자가 실려 왔다. 아니나 다를까, 호출을 받고 정형외과 수련의가 나타났다. 정형외과 수련의는 환자를 살피더니 "조금은 아플 수 있지만 빠른 방법으로 뼈를 넣겠습니다"라고 하고는, 환자의 겨드랑이에 발을 대고는 힘을 주어 당기면서 어깨뼈를 넣었다. 환자는 순간 고통스러워했지만 이내 뼈가 제자리에 들어갔다는 것을 깨닫고 표정이 환해졌다. 정형외과 수련의는 이렇듯 간단한 처방을 남기고

바람처럼 사라졌다.

　그날 정형외과 수련의가 한 것은 어깨뼈 탈구를 바로잡는 방법 중 하나인 '히포크라테스 방법'이었다. 다른 치료법에 비해 과격해 보이기도 하고, 최근에는 잘 쓰지 않는 방법이다. 하지만 일반적으로 쓰는 '견인-반견인 방법'으로 하려면 두 사람이 필요한데, 이 방법은 혼자서 할 수 있는 빠른 해결책인 것도 사실이었다. 아마도 환자가 조기축구를 하다가 부상을 당한 건장한 남성이며 습관성이 아니라는 점을 감안해서 히포크라테스 방법을 썼을 것이다. 아무튼 그렇게 의학의 아버지까지 나서서 내 등을 떠밀었고, 그렇게 나는 정형외과 외길 인생으로 들어서게 되었다.

　관절이 빠지는 일은 생각보다 자주 일어난다. 외부로부터 충격을 받아서일 수도 있고, 관절을 무리하게 움직이다 빠지기도 한다. 정형외과 수련의가 되어보니 뼈를 맞추는 것은 생각보다 쉽기도 하고 어렵기도 했다. 뼈를 맞추는 것이 쉽다는 것은 의사가 대단해서가 아니라 사람의 신체가 공들여 설계한 부품처럼 잘 들어맞도록 되어있기 때문이다. 뼈를 맞추는 방법은 사람이나 상황에 따라 다르기에 순간적으로 판단하고 시술해야 하기 때문이었다.

  그로부터 몇 년 뒤. 어깨뼈 탈구로 실려 온 환자가 있었고, 응급실에서 정형외과를 호출했다. 달라진 것이 있다면 이번에는 내가 호출을 받고 나타난 정형외과 수련의였다는 점이었다. 환자가 어린 학생이라는 점을 고려해서 환자를 엎드리게 한 다음 손목에 추를 달아 뼈를 맞추는 '스팀슨 방법'으로 조치했다. 시간이 좀 걸리는 방법이었고, 나도 계속 들여다보며 관찰해야 했다. 하지만 어린 환자의 충격을 최소화하기 위해서였다. 어쨌든 그렇게 나도 그날 응급실의 선배들처럼 정형외과의 길을 걷고 있었다.

족저근막염

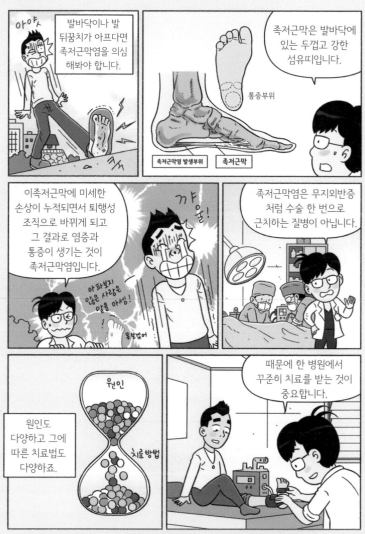

적절한 체중을 유지하고 스트레칭을 자주 해 주세요.

군의관의 결심

드라마나 영화를 통해 '레지던트'로 잘 알려진 수련의 과정은 보통 4년에 걸쳐 이뤄진다. 의대를 졸업하고 1년 동안의 인턴 과정을 마친 다음 전문의가 되기 위해 거치는 과정이다. 수련의 1년차는 정말 바쁘다. 의사들의 고생담은 사방에 있으니 굳이 여기에 내 경험담을 더하지는 않겠다. 다만 무엇을 준다 해도 수련의 1년차로는 결코 돌아가고 싶지 않다는 말을 덧붙이고 싶다.

수련의에겐 1년이 크다. 수련의 2년차가 되니 그렇게 고되던 일들이 결국 익숙해지고 조금은 할 만해지기 시작했다. 게

다가 2년차가 되니 자신 있는 분야가 하나씩 생기기도 했다. 나는 정형외과 수술실에서 뼈를 들여다볼 때 쓰는 영상증폭기의 달인이 되었다. 크기가 제법 되는 영상증폭기를 움직여 단한 번에 교수님이 원하시는 부위를 찍어내자 "영상증폭기 대회가 있으면 박의현이 금메달감"이라는 묘한 칭찬을 들었다.

나는 여러 면에서 운이 좋았다고 생각한다. 재수생 시절에 의대라는 길을 알려준 형들 덕분에 생각지도 못했던 의사의 길로 들어설 수 있었다. 의대에서도 전공이 아닌 책도 즐겨 읽으며 토론을 즐기는 좀 특이한 의대생일 수 있었는데, 동문들이 좋은 쪽으로 봐준 것도 고마운 일이었다. 선뜻 전공을 정하지 못하고 있을 때도 우연히 만난 선배들 덕분에 정형외과라는 천직을 만나게 되었다.

수련의 2년차 때 다시 한 번 좋은 인연이 찾아왔다. 미국에서 족부 연수를 받은 교수님이 오신 것이다. 이로써 세브란스대학병원에도 처음으로 족부를 보는 클리닉이 생기는 등, 그 초기를 경험할 수 있게 된 것이다. 발에 관심을 갖고 나름 공부를 하고 있었는데, 마침 족부를 깊게 볼 수 있는 기회가 생겼다. 그전까지는 큰 관절들을 보다가 제대로 된 발목 수술을 처음으로 보면서 정형외과에 이런 정밀한 수술도 있다는 사실에 큰 자극을 받았다.

수련의 3년차가 되면 교수님의 지도를 받으며 수술의 일부를 맡기 시작한다. 수련의 4년차가 되면 대부분의 응급 수술에 참가하게 된다. 당시 나는 강남 세브란스에 있었는데, 밤 12시가 다되어 교통사고로 발목을 심하게 다친 환자가 응급실로 들이닥쳤다. 발목의 모든 뼈가 다 부서지고 힘줄이 다 손상된 개방성 골절 상태였다. 급박한 상황에서 응급 수술에 참여하게 되었다.

지금 돌이켜봐도 상당히 심한 상태였다. 예전 같았다면 절단을 선택할 수도 있는 상황이었다. 하지만 지금까지 배운 대로 내가 가지고 있는 원칙에 맞춰나가자고 마음을 다잡으면서 수술에 들어갔다. 어긋난 발목뼈를 하나하나 맞추고 손상된 힘줄을 꼼꼼히 꿰매었더니 수술을 함께하신 담당 교수님의 칭찬까지 들었다. 수술실에서 엑스레이 투시로 제대로 모양을 갖춘 발목을 확인하면서 4년 동안의 수련의 생활이 나를 많이 성장시켰다는 것을 느낄 수 있었다.

응급실에서 처음 환자를 보았을 때만 해도 이 사람이 다시 걸을 수 있을까 싶을 정도였다. 어쩌면 발목을 절단해야 했을지도 모를 환자에게 새로운 기회를 주었다는 점에서 정형외과를 선택하길 참 잘했다는 생각을 했다. 이후 회진 때마다 이 환자가 점점 회복하는 모습을 보면서 현대 의학에 대해 많은 생각을 하게 되었다. 새로운 의술을 익히고 적용하려는 노력이 많은 사람들의 삶을 좋은 방향으로 이끌 수 있다는 것을 깨닫게 된 것이다.

나는 평택에 있는 해군 2함대에서 정형외과 군의관으로 복무했다. 군화를 신고 행군을 하는 육군에 비한다면 해군은 '함상화'라는 운동화를 신고 함정에서 근무한다. 그렇기 때문에 해군은 발을 다칠 일이 적을 것이라고 생각하는 사람들이 있다. 하지만 거친 바다에 떠있는 미끄러운 함정 갑판에서 근무

하다보면 발목을 다치는 일이 잦은 편이다. 게다가 해군 함정은 좁은 복도와 가파른 계단으로 이뤄져서 무릎이나 허리의 통증을 호소하는 병사들도 많았다. 상륙작전에 나서는 해병대원이 짊어지는 군장의 무게만 해도 40킬로그램에 가깝다보니 아무리 강철 같은 의지를 가진 해병대원이라도 발목이나 무릎에 무리가 가곤 했다.

수술이 필요하다 여겨 통합병원으로 환자를 보내도 족부수술을 전문적으로 할 수 있는 인력이 모자라 수술을 받지 못하고 대기하는 경우도 있었다. 당시에는 민간 병원으로 진료를 보내는 것이 어려웠다. 더군다나 민간 병원도 족부를 전문적으로 다룰 수 있는 역량이 많지 않았기에 안타까움이 더해갔다. 그동안 족부를 목표로 걸어온 나에게 군의관 시절의 경험은 새로운 결심을 더해주었다. 족부를 특화해서 전문적인 수술까지 가능한 병원을 목표로 간직하게 된 것이다.

군의관 시절 잊을 수 없는 임무가 있었다. 섬들로 대민의료 지원을 나갔던 것이다. 충청도 산골 출신이라 시골 노인들의 사정은 어느 정도 알고 있다고 생각했다. 하지만 섬의 환경은 또 다른 충격으로 다가왔다. 산골이라 해도 육지에서는 가까운 도시에 있는 병원에 나가볼 수 있지만, 섬에 사는 주민들은 배를 타고 나가는 것 자체가 쉽지 않았다. 서해에 있던 어청도만 해도 배를 타고 2~3시간은 나가야 군산에 있는 병원에 갈 수 있었다. 그래서 섬 주민들은 어지간하면 참고 지내다 병을 키우곤 했다.

해군에서 의사가 왔다는 말을 듣고 모여든 섬 주민들을 진찰하면서 중요한 것을 알게 되었다. 유감스럽게도 이곳의 주민분들은 병을 키워 오신 분들이었다. 그래서 초기에 적절한 조치를 하지 못하고 방치하면 몸이 어떻게 무너져가는지를 보여주신 셈이다. 정말 안타까웠다. 처음에는 발목이나 무릎이 조금 시린 것이었지만 결국 온몸 구석구석이 아프게 된 것이다. 의사가 와서 고맙다며 손을 꼭 잡아주시는 어르신들을 보면서 많은 생각을 하게 되었다.

사회가 발전하면 결국 고령화 사회로 가게 된다. 현대의 노인들은 옛날 노인들과는 추구하는 삶의 질이 다르다. 은퇴 후에도 일을 하고자 하고, 좀 더 적극적으로 여가를 즐기고자 한다. 하지만 정작 발목이나 무릎 또는 허리에 이상이 있다면 여가를 즐기는 것은 둘째 치고 앉거나 누워서 쉬는 시간에조차 통증 때문에 괴롭게 된다. 노인이 아프면 자식들의 부담도 늘어난다. 고령화와 출산율 저하가 동반되는 현대 한국 사회에서 노인의 건강은 사회 전체를 위해서도 세심한 보살핌이 필요하다.

노인의 건강은 예방이 중요하다. 특히 뼈와 관절은 젊었을 때부터 적극적으로 관리하는 것이 노인이 되었을 때 삶의 질에 큰 도움이 된다. 군의관 시절 젊은이들의 족부질환을 보면서 족부를 전문적으로 다루는 병원이라는 목표를 세웠던 나는, 섬에서 만난 노인들을 보면서 족부 전문의이라는 역량을 바탕으로 고령화 사회에 어떻게 기여할 수 있을까를 고민하기에 이르렀다. 이때만 해도 지금처럼 족부에 특화된 병원을 직접 열어 성장시킬 것까지는 상상도 하지 못했지만, 족부 하나만 보고 가겠다는 목표만큼은 내 가슴 속에 분명히 자리 잡았다.

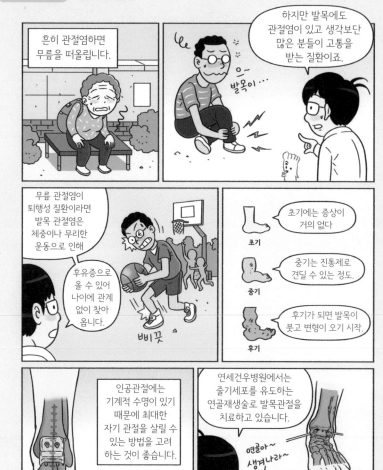

끝까지 포지하지 마시고 함께 노력해요!

Chapter 3

발이 편해야
삶이 편하다

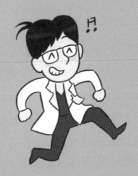

닥터 하회탈

의사란 평생 공부하는 직업이다. 의사의 공부는 양면성을 갖고 있다. 의사는 자신이 잘하는 의술을 언제나 정확하게 구현할 수 있도록 보수적으로 관리해야 한다. 동시에 의사는 최신 동향에 귀를 기울이며 필요한 의술을 적극적으로 도입하는 진보적인 기질도 가져야 한다.

나는 여전히 배울 것이 많다고 생각한다. 발과 발목을 모두 아우르는 족부 전문의가 되기 위해서 나는 부족한 것을 채울 수 있다면 어디라도 달려가겠다고 결심했고 실천해왔다. 그중에서도 소중한 인연을 하나 꼽는다면 스위스의 비트 힌터만 교수에게서 가르침을 받은 것을 말하고 싶다.

무릎이나 고관절에 인공관절을 쓰는 것은 '대중화'라는 표현을 쓸 정도로 자리가 잡혔다고 할 것이다. 나는 발목에도 인공관절을 쓸 수 있지 않을까 관심을 두고 국제 학회 논문을 주의 깊이 살펴왔다. 그동안 발목에 인공관절을 시도한 경우가 없지는 않았지만 성과가 그리 좋지 않았다. 그런데 스위스의 힌터만 교수가 발목 인공관절에서 안정적인 결과를 얻었다는 정보를 얻게 되었다.

나는 너무나 궁금해서 참을 수 없었기에 힌터만 교수에게 스위스로 가서 배우고 싶다는 메일을 드렸다. 그동안 의술의 최전선에 서고픈 마음에 무리를 해서라도 국제 학회에 참석해왔고, 힌터만 교수와도 인사를 나눴던 사이였기는 했다. 하지만 자신의 최신 의술을 흔쾌히 보여줄 것인지는 알 수 없었다. 놀랍게도 힌터만 교수로부터 바로 허락을 받았고, 나는 서둘러 스위스로 향했다.

이렇게 해서 시작된 힌터만 교수와의 인연은 지금까지도 계속되고 있다. 나는 스위스로 여러 차례 찾아가 힌터만 교수의 수술을 참관하면서 배움을 청했다. 힌터만 교수는 새로운 의술은 학술 논문이라는 형태로 다른 의사들에게 전달된다고 강조하면서 데이터를 정리하고 논문으로 표현하는 방법도 알려주었다. 지금도 세계 어딘가에는 자신의 한계를 극복하려는 의사들이 있기 마련이다. 그리고 그런 의사들에게 논문이야말로 든든한 지원군이 될 수 있는 것이다.

힌터만 교수에게 가르침을 받은 뒤로 내게는 두 가지 변화가 생겼다. 하나는 발에서 발목까지 아우르는 진정한 의미의 족부 전문의로 발전한 것이다. 다른 하나는 논문을 적극적으로 쓰는 의사가 된 것이다. 사실, 대학병원이 아닌 개원의가 국제 학술지 수준의 논문을 쓰는 경우는 많지 않다. 진료와 수술만으로도 시간이 빠듯하기 때문이다. 하지만 논문을 통해 자신의 의술을 객관화시켜 돌아볼 수 있고, 의사로서 사회에 공헌하는 방법 중 하나라고 확신하기에 시간을 쪼개서라도 논문을 써왔고 앞으로도 그럴 것이다.

힌터만 교수는 항상 나를 '코리안 스마일 마스크'라 불렀다. 처음 힌터만 교수에게 배움을 청할 때 하회탈을 선물로 드렸는데, 그것이 마음에 드셨는지 바로 진료실 벽에 걸어두신 것을 보았다. 힌터만 교수는 내가 웃는 표정이 하회탈을 닮았다며 재미있어 했다. 솔직히 그때까지 나는 내가 하회탈을 닮았다는 생각을 해본 적은 없었다. 짐작 가는 것이 있다면 수련의 시절에 덩치도 크고 얼굴도 좀 큰 편이라 환자들이 어려워할까봐 일부러 거울까지 보면서 웃는 연습을 했는데, 그 웃음이 어느새 스마일 마스크가 된 것이 아닐까 싶다.

나라마다 의료 환경의 차이는 있을지언정, 의술에는 국경이 없다고 생각한다. 의사라면 누구나 환자를 돕기 위해 최선의 방법을 찾으려 노력한다. 특히 선진국의 의술을 적극적으로 소화하려는 노력이야말로 보다 많은 사람을 돕기 위해 꼭 필요한 과정일 것이다. 나아가 우리나라에서 발전시킨 의술이 있다면 이것을 다른 나라에 널리 알리는 것도 의사가 해야 할 중요한 역할 중 하나다.

최근 싱가포르 의료진이 무지외반증 수술 노하우를 전수받고자 우리 병원을 방문했다. 지금까지 학계에 보고된 무지외반증 수술 방법만 해도 130가지 이상이지만, 우리 병원의 방식처럼 환자에게 부담을 적게 주면서 빨리 회복시키는 수술법이 없기 때문에 배우러 온 것이다. 나는 이미 2011년부터 국제 학술지에 논문을 실어 우리 병원의 수술 방법을 전 세계의 의사들에게 소개했다. 하지만 의사들의 세계에는 수술 과정을 지켜봐야만 배울 수 있는 노하우가 존재하기에 한국까지 찾아온 것이다.

내가 수술하는 모습을 보며 하나라도 놓치지 않으려고 감각을 집중하는 싱가포르 의사들에게서 배움을 찾아 스위스로 떠났던 내 모습을 떠올렸다. 최신 의술에 목말라하며 비행기에 몸을 실었던 내가 이제는 다른 나라에 의술을 전하는 입장이 되니 어쩐지 뭉클해졌다. 나눌 수 있는 의술이 있다는 것은 의사에게는 보람된 일이다. 대한민국 의료계에도 조금이나마 기여한다는 생각까지 드니 그날은 다른 때보다 더욱 집중하여 수술을 마쳤다. 앞으로도 최전선에 서는 의사 박의현이 되기 위해 더 많이 공부하고 더 널리 나누겠다고 다짐해본다.

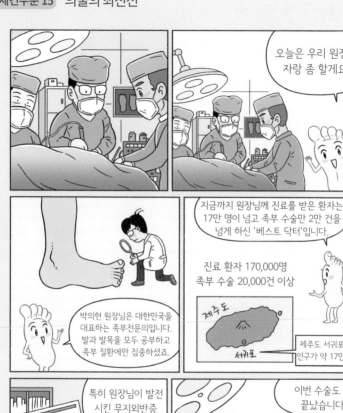

오늘은 우리 원장님 자랑 좀 할게요.

지금까지 원장님께 진료를 받은 환자는 17만 명이 넘고 족부 수술만 2만 건을 넘게 하신 '베스트 닥터'입니다.

진료 환자 170,000명
족부 수술 20,000건 이상

제주도 서귀포시 인구가 약 17만명.

박의현 원장님은 대한민국을 대표하는 족부전문의입니다. 발과 발목을 모두 공부하고 족부 질환에만 집중하셨죠.

특히 원장님이 발전시킨 무지외반증 수술 방법은

SCI
Science Citation Index

국제 학술지에 실리고 외국에서 배우러 올 정도랍니다.

이번 수술도 잘 끝났습니다.

원장님 최고!

보다 빠른 회복을 돕기 위해 노력하고 있습니다.

129

3대에 걸친 주치의

그 가족분들과 처음 인연을 맺은 계기는 직장 생활 5년차인 따님의 내원 때문이었다. 언제부터인가 발이 아프기 시작했는데, 그저 신발이 좀 끼던 것인가 생각했다고 한다. 이미 이때부터 무지외반증이 시작된 것이지만, 그냥 굳은살이 생긴 것으로 여긴 것이 문제였다. 신발과의 마찰을 줄여주는 쿠션을 붙여보았지만 소용이 없었다. 구두를 포기하고 운동화 종류만 신어보았지만, 이미 무지외반증이 진행되어 도무지 통증이 가시질 않았다.

발이 아프니 만사가 힘들어지기 시작했다. 출근길부터 진이 빠지고 회사에서도 자기도 모르게 찡그린 인상이 되어 오해를 받기도 했다. 점심시간이 되기도 전에 기운이 다 빠져버린 판에 발이 아프다보니 자세가 흐트러져 온몸이 긴장해서 그랬을 것이다. 그러다 우연히 우리 병원에서 무지외반증 수술을 받고 완치된 거래처분의 소개를 받아 자신을 괴롭히는 것이 무지외반증이라는 것을 알게 된 것이다.

정형외과의 수술은 뼈가 휘거나 관절이 상하는 과정에서 어느 정도 시간이 흐르기 때문에 미루거나 당길 수 있는 여지가 있다. 환자 입장에서는 수술자체가 부담스럽기 때문에 수술이 해결책인 상황에서도 미루려는 경향이 있다. 반대로 빠른 해결책을 원하기에 꼭 수술이 필요하지 않은 단계인데도 수술을 원하는 경우도 있다.

나는 무지외반증에 대해 일괄적으로 수술을 권하지는 않는다. 무지외반증의 경우 수술을 통해 확실하게 완치를 기대할 수 있지만, 아직 진행이 많이 되지 않았다면 더 이상 악화되지 않도록 관리하는 것도 가능하기 때문이다. 하지만 우리 병원을 찾는 환자들 중에는 자신이 무지외반증에 걸린 지도 모른 채로 오랜 기간 고통을 받다가 뒤늦게 찾아오는 경우가 많아서 수술로만 해결이 가능한 상태가 많다.

이 환자도 그런 상태였다. 발이 아픈 것도 괴롭지만 생활 자체가 흔들리고 있어 수술을 결정하게 되었다. 우리 병원은 환자들의 부담을 최소화하기 위해 많은 노력을 기울이고 있다. 그리하여 두 발의 변형을 동시에 교정하면서도 입원 기간을 최소화하는데 이르렀다. 무지외반증 수술에서 국내 평균 입원 기간이 약 12일인데 비해, 우리 병원에서는 평균 입원 기간 2.5일까지도 가능하다. 또한 퇴원 후 어느 정도는 바로 일상생활이 가능하다.

수술은 성공적이었고, 환자는 정말 놀라워했다. 변형된 발이 바로 잡혔고 통증도 사라졌다. 그동안 자신을 괴롭히던 많은 것들이 한 번에 사라진 것을 보며 앞으로는 자신의 몸을 잘 살피며 건강을 지키겠다고 다짐했다. 통증에 짓눌려 우리 병원을 찾았다가 밝은 표정으로 떠나는 환자들을 볼 때마다 의사로서 보람을 느낀다.

무지외반증 수술을 하고 나면 같은 환자를 다시 볼 일은 거의 없다. 우리 병원의 교정술은 부작용도 재발도 거의 없기 때문이다. 그런데 이 환자를 바로 다음 달에 다시 보게 되었다. 다행히도 환자 본인에게 이상이 생긴 것은 아니었다. 오십대 초반인 어머니를 모시고 온 것이다. 어머니는 마트에서 캐시어로 일하셨는데, 최근 부쩍 요통이 심해지셨다는 것이다. 우리 병원은 족부질환을 전문으로 하지만 정형외과의 주요 분야를 대표하는 우수한 의료진이 있기에 담당 선생님께 진료를 부탁드렸다.

다시 한 달이 지났을까? 이번에는 딸과 어머니가 칠순의 할머니를 모시고 우리 병원을 찾았다. 할머니는 퇴행성관절염으로 이미 관절이 닳아 없어져 딛을 때마다 뼈가 부딪히는 고통에 시달리고 계셨다. 진료 결과 인공관절 수술이 좋은 해결책이라는 결론이 나왔다. 예전에는 고령의 환자에게는 인공관절 수술이 부담스러웠지만, 최근에는 수술 시간을 최소화하고 수술 후 적극적인 집중 관리로 회복을 도울 수 있다. 무엇보다 수술 후에 삶의 질이 뚜렷하게 개선되기 때문에 적극적으로 권할 수 있는 수술이 되었다.

딸과 어머니에 이어 할머니까지 3대가 우리 병원에서 치료를 받게 되었다. 나는 이 과정을 지켜보면서 우리나라 여성의 삶을 떠올렸다. 자식을 위해 헌신하느라 고단했던 부모 세대의 삶이 어머니의 허리를 아프게 했다. 평균 수명이 길어지는 고령화 사회에서는 할머니처럼 퇴행성 질환의 관리가 중요하다. 열심히 일하다보니 자신을 돌볼 시간이 없어지면서 안타깝게도 건강을 자신하는 젊은 세대조차도 따님처럼 병을 키우게 된다.

오래 사는 것만으로는 부족한 시대가 되었다. 오래도록 건강하게 살고 싶다. 나이가 들더라도 활동을 멈추고 싶지 않다. 일상생활부터 사회생활까지 고루 누리고 싶다. 자식이나 가족에게 짐이 되고 싶지 않다. 살아있는 동안 당당한 사회구성원이고자 한다. 이런 바람들이 당연한 요구가 되는 시대에 맞춰

의료기관의 역할도 진화하고 있다. 특히 정형외과는 삶의 근본을 위협하는 주요 질환을 다루고 있기에 더 많은 고민이 필요하다.

우리 병원은 족부질환을 전문으로 보고 있지만, 무릎이나 허리 등 정형외과 주요 분야의 의료진도 함께하고 있다. 발이 아프기 시작하면 무릎과 허리까지 영향을 주기 때문에 대비하는 측면도 있지만, 병원을 찾는 환자들의 요구에 대응하다보니 자연스럽게 진료 영역이 확대되는 것이다. 우리 병원에서 한 번이라도 진료를 받은 환자들이 다른 증상으로 다시 찾거나, 이 가족분들처럼 가족이나 지인에게 추천하는 경우도 잦다. 그만큼 우리 병원이 신뢰를 받는다는 뜻이라 의사로서 보람과 함께 책임감을 느끼게 된다.

병원장으로서 병원의 영역이 확장되는 것에는 나름 긴장을 할 수 밖에 없다. 언제나 최선의 의술을 제공하겠다는 목표가 있기 때문에 병원의 규모를 키우기보다는 각 분야에서 최고 수준의 의사들을 모아 밀도를 높이는 방식으로 대응하고 있다.

우리 병원에서 대학병원이나 종합병원에서나 운영하는 수준의 메디컬 탑 팀을 구성한 것도 바로 그런 이유 때문인 것이다. 앞으로 우리 병원이 어떤 형태로 발전해나갈지는 모르겠지만, 분명한 것 하나는 언제나 환자들의 목소리에 귀 기울이며 나아가겠다는 것이다. 지금까지 그래왔던 것처럼 말이다.

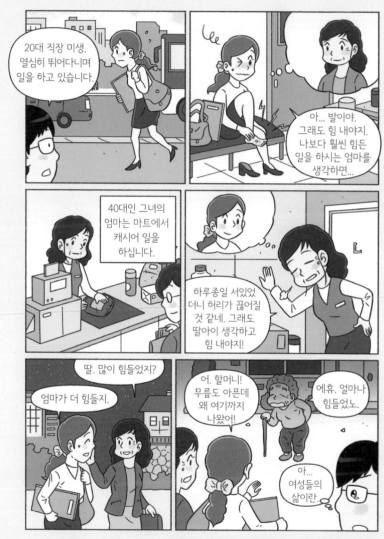

관절이 아프지 않은 세상을 위해 더 노력해야겠어!

족부에 특화된 병원

의대생들에게는 크게 두 가지 진로가 있다. 하나는 대학병원에 남아 경력을 키우는 것이고, 다른 하나는 개원의가 되는 것이다. 물론 이 두 가지 말고도 여러 경로가 가능하겠지만, 의대생들은 대개 대학병원인가 개원인가를 놓고 고민하게 된다. 대학병원의 의사는 아무래도 의대 교수를 목표로 하게 되고, 개원의가 된다면 의사로서의 역할과 함께 경영자의 역할도 고민해야 한다.

의대에서 교수님들께서 흔히 하시는 말씀 중에 "개원의가 되어 임상에 집중하는 것도 좋지만…"으로 시작하는 말씀이 있다. 교수님들 입장에서는 우수한 의사들이 대학병원에 남기를 바라는 마음이 있으시기에 알게 모르게 개원의의 어려움을 주입하시는 것이다. 반면 의대생들은 개원의에 대해 호기심이 많다. 대학병원의 삶은 가까이에서 경험하고 있지만, 개원의의 삶은 직접 겪어보기 전에는 모르기 때문이다.

대학병원은 진료와 연구 그리고 교육을 함께 수행하는 기관이다. 의료계의 최신 동향을 접할 수 있고, 병원 규모가 크기 때문에 다양한 임상 경험도 쌓을 수 있다. 대학병원에는 다양한 진료과가 함께 있기 때문에 환자 입장에서도 그렇거니와, 의사 입장에서도 한 곳에서 즉각 협진이 가능하다는 장점이 있다. 재정 상태가 비교적 좋은 대학병원은 최신 의료 장비를 적극적으로 도입한다는 장점도 있다.

의사 입장에서 대학병원에 남을 것인가는 좀 다른 측면이 있다. 대학병원의 의사는 진료와 함께 연구와 교육까지 빠짐없이 해내야 한다. 이런 면에 매력을 느끼는 의사가 있는가 하면, 진료에 보다 집중하고픈 의사도 있다. 대학병원에는 수많은 의사들이 여러 형태로 관계를 맺고 질서를 이루기에 일종의 서열 문화가 생기기 마련이다. 어떤 의사들은 이런 문화 때문에 대학병원에서 어려움을 느끼기도 한다.

대학병원 같은 3차 진료기관에 환자가 몰리는 현상에 대해 여러 가지 의견이 있다. 국가에서는 의료 자원의 배분이라는 측면에서 환자들이 바로 3차 진료기관부터 찾지 못하도록 하려고 한다. 반면 환자들 입장에서는 바로 최선의 치료를 받고 싶다는 뜻에서 이런 정책에 불만을 드러내기도 한다. 우리나라는 외국에 비해 대학병원의 시설도 좋고 접근성도 좋은 편이라 이런 갈등은 한동안 계속될 것 같다.

대학병원이 모든 분야에서 최선의 의료를 제공하는가 묻는다면, 그것은 질병에 따라 다르다고 할 것이다. 대학병원에서는 정형외과, 신경외과, 재활의학과의 진료를 선택해서 보기에 허리가 아픈 환자에게는 편리할 수 있다. 하지만 대학병원은 족부질환에 대한 대비를 많이 갖춰놓지는 못하고 있다. 일단 대학병원에는 족부 전문가가 많지 않은 게 사실인데다, 대학병원을 찾는 수많은 환자들 중에서 수요가 많지 않은 족부를 위해 미리 자원을 할당할 수도 없기 때문이다.

내가 족부질환을 특화시켜 집중적으로 다루는 작지만 강한 병원을 열고자 한 것도 바로 이런 사정을 잘 알기 때문이었다. 발이 아픈 사람들은 정말 고통스럽지만, 대학병원이나 종합병원의 정형외과를 찾는 수많은 환자들은 그중 소수에 지나지 않는다. 이들이 최선의 의술을 찾아 대학병원에 와도 기본적인 대응밖에는 받지 못하는 편이다. 그래서 나는 족부질환을 전문으로 다루는 병원이 있어 한 곳에서 가능한 모든 의술을 제공한다면 좋겠다는 생각을 했고, 그 결과가 현재의 우리 병원이다.

건강보험심사평가원의 통계에 따르면 무지외반증으로 병원을 찾는 환자가 매년 6만 명을 넘어선다고 한다. 무지외반증이 증가하는 추세도 있겠지만, 우리 병원처럼 무지외반증에 적극적으로 대응하는 병원들이 생겨나자 그동안 고통을 참고만 있던 환자들이 용기를 내어 치료에 나선 결과라고도 생각한다. 이렇게 많은 환자들을 우리 같은 족부에 특화된 병원에서 수용한다면 환자는 최선의 치료를 받아서 좋고, 대학병원이나 종합병원도 핵심 영역에 집중할 수 있어 좋을 것이다.

최근에 나는 대학병원의 요청을 받아 무지외반증 수술에 대한 세미나를 열고 있다. 족부질환에 특화된 병원이라 대학병원에 비해 압도적으로 많은 증례를 경험하게 되면서 고도의 전문성을 갖게 된 덕분이다. 그래서 이런 노하우와 경험을 다시 대학병원의 후배들과 나누는 방식으로 선순환을 시작한 것이다. 이런 식으로 대학병원에서 족부질환에 대한 관심이 높아진다면 대한민국 의료계에서 족부 전문의가 늘어나지 않을까 기대해본다.

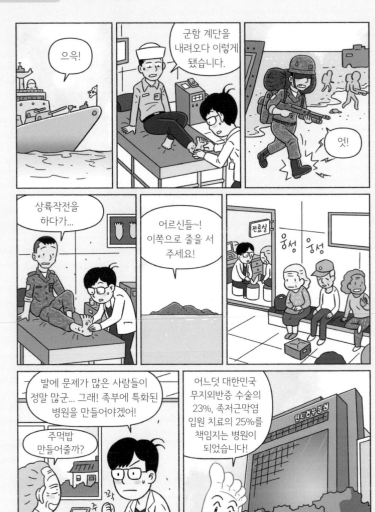

통계 출처 건강보험심사평가원
보건의료빅데이터개방시스템(2018년)

족부 치료를 선도하는 연세건우병원이 되겠습니다.

관절의 프로

학교 다닐 때는 친구들과 농구 시합을 즐겼다. 학교나 공원에 농구 골대가 제법 있어서 농구공을 하나 챙겨두었다가 골대 하나를 놓고서 공격과 수비를 번갈아 하면서 시합을 하곤 했다. 짧은 시간 동안에도 격렬한 시합을 즐길 수 있다는 것이 농구의 매력 중 하나라고 생각한다. 잠깐 쉬는 시간에 짬을 내어 몸을 부딪쳐가며 시합을 하다보면 앉아서 공부만 하느라 눌러 놓았던 것들이 날아가듯이 풀리는 듯했다.

자식을 키우는 부모 입장에서 그때를 돌아보면 학교와 독서실을 오가는 빡빡한 생활 속에서 친구들과 몸을 부딪치며 스트레스를 풀었던 것은 현명했다고 생각한다. 그때야 어떤 효율을 생각하고 한 행동은 아니었겠지만, 먹고 마시는 것이나 그냥 쉬는 것으로 스트레스를 푸는 것보다는 짧지만 강렬하게 땀을 흘리는 것이 긴장 해소와 두뇌 활동에 도움이 되었을 것이다. 수험생의 경우 밖에 나가 몸을 움직일 시간이 없다면 실내에서 간단한 스트레칭이라도 하는 것이 의학적으로도 분명히 이로운 행동이다.

정형외과 전문의 입장에서 그때를 돌아본다면 조금은 걱정되는 부분이 있다. 관절을 위한 준비 과정을 거치지 않고 바로 격렬한 운동을 해서 무릎과 발목 관절에 무리를 준 것이다. 농구는 점프와 착지를 반복하는 운동이라서 관절에 충격이 가해지기 쉽다. 미리 준비운동으로 관절에 여유를 주어야 하고, 운동을 마친 다음에도 충격을 감당했을 근육이나 관절을 풀어주어야 했다. 너무 급하게 운동을 시작하고 서둘러 끝낸 것이 마음에 걸린다.

그때는 10대 후반의 몸이었기 때문에 어지간한 충격에는 이상을 느끼지 못했을 것이다. 하지만 젊고 건강하다고 해서 충격에 무사한 것은 아니다. 우리가 사는 동안 관절에 가해지는 무게나 충격은 꾸준히 몸에 쌓이고 있다. 관절은 결국 소모품인 셈이어서 중년이나 노년의 관절로 인한 통증은 결국 젊고 건강할 때에 어떻게 관리를 했는가에 큰 영향을 받는다고 할 수 있다. 요즘은 평균 수명이 비약적으로 연장된지라 젊고 건강할 때일수록 관절 건강에 관심을 둘 필요가 있다.

우리나라는 일상생활에서 준비운동이 생략되는 경우가 많다. 학교 체육시간에도 준비운동 없이 바로 공을 차거나 철봉에 오르곤 한다. 생활체육에도 전문의 입장에서 볼 때 충분한 시간을 들여 스트레칭을 하는 문화가 정착되지 않은 것 같다. 하다못해 자동차 엔진은 공들여 길도 들이고 예열도 하면서 정작 수십 년을 써야 할 자기 몸에 대해서는 준비 과정을 생략해 버리는 현실이 안타깝다.

몇 년 전 프로 농구단에서 주치의를 맡아달라는 제안을 받았다. 프로 농구단에서는 그동안 무릎을 중심으로 선수 관리를 하다가 발과 발목의 중요성을 깨닫고 족부 전문의를 찾은 것이다. 바로 그 족부 전문의인 내가 마침 농구를 좋아했으니 바로 승낙을 했다. 농구나 배구처럼 점프를 많이 하는 종목의 선수들은 다른 종목에 비해 관절의 중요성을 잘 알고 있다. 프로 농구를 현장에서 접한다는 것도 좋았지만, 그에 못지않게 '관절의 프로'를 만난다는 점 때문에도 기대가 컸다.

하지만 정작 현장에서 만난 관절의 프로들은 관절의 통증과 싸우느라 힘든 시간을 보내고 있었다. 종목에 관계없이 우리나라 엘리트 스포츠의 공통점일 수도 있을 것이다. 그러니까 어릴 때부터 무리한 훈련이 누적되다보니 정작 전성기에는 이미 몸에 한계가 와버린 것이다. 방송을 보면 은퇴한 스포츠 스타들 중에 같은 나이대의 일반인들보다도 오히려 몸 상태가 좋지 않은 사람을 볼 수 있는 이유다. 특히 관절은 소모품이기 때문에 아껴 쓰는 것과 잘 쓰는 것이 중요하다.

관절을 잘 쓴다는 것은 준비동작을 통해 관절에 준비할 시간을 주는 것으로 시작한다. 관절을 잘 쓰기 위해서는 올바른 동작으로 무리하지 않으면서 부드럽게 움직이는 것이 중요하다. 아프다 싶을 때는 일단 멈추고 적당한 휴식을 주어 회복하고, 가능하다면 빠른 시일 안에 전문의의 진단을 받을 필요가 있다. 우리나라 사람들은 관절이 아파도 통증을 참아가며 움직이는 경향이 강하다. 주어진 일을 책임감 있게 해낸다는 점에서는 좋을지 몰라도, 개인의 건강을 위해서는 아플 때는 참지 않는 것이 중요하다.

우리 모두는 인생이라는 무대에서 프로로 살아간다. 누구도 내 몫을 대신해주지 않는 경기장에서 뛰고 또 뛰어야 한다. 정형외과 전문의라서 하는 얘기가 아니다. 건강한 관절이야말로 인생의 프로라면 반드시 관리해야 할 중요한 자산이기 때문에 하는 말이다. 흔히 '발로 뛴다'는 말은 열심히 일하는 마음가짐을 뜻하지만, 글자 그대로 '자기 힘으로 일어서고 걷고 뛰는 신체적 능력'을 말하는 것이기도 하다. 그러한 능력이야말로 사회생활의 든든한 기초인 것이다. 인생의 프로가 되고 싶다면? 일단 관절의 프로가 되자! 젊어서부터 관절에 관심을 두고 오래도록 건강하게 지낼 수 있도록 관절을 잘 쓰자.

잊을 수 없는 수술

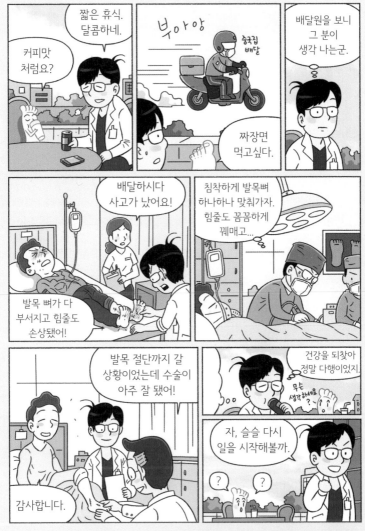

항상 의사라는 소임을 무겁게 여기고자 합니다.

발에서 인생을 읽는다

의사들에게 진료시간 관리는 늘 어려운 문제다. 환자들 입장에서는 몇 시간을 기다려 의사를 만났지만 몇 분밖에는 이야기를 나누지도 못한다는 불만이 있다. 의사들 입장에서는 주어진 시간 안에 대기하고 있는 환자들을 고르게 보려고 한다면 특별히 어느 환자에게만 시간을 많이 할애하기는 어려운 것이 사실이다.

우리 병원은 족부질환을 전문으로 다루는 병원이어서 전국에서 많은 환자들이 내원하고 있다. 우리 병원을 찾는 분들은 오랜 기간 고생하다 내원하는 경우가 많다. 그래서 의사에게 하고픈 말도 많고, 질환 자체도 많이 진행된 경우가 많다. 진료실에서 이런 환자들을 만날 때면 그동안 발의 통증으로 힘들게 지내온 마음을 달래드리면서 더 미루지 않고 치료 계획을 세울 수 있도록 도와드리는 것을 목표로 한다.

내 경우에는 한정된 진료 시간을 가급적 밀도 있게 쓰기 위해 나름의 방법을 쓰고 있다. 먼저 환자들을 만나기 전에 차트를 꼼꼼히 살피는 습관이다. 일반적으로 의사들은 환자를 앞에 놓고 차트를 열어보는 경우가 많은데, 내 경우에는 차트를 미리 살펴 환자에 대해 앞서 파악하는 것을 원칙으로 한다. 환자를 만났을 때 각각의 사정에 맞는 핵심 주제로 바로 들어가기 위해서다.

차트를 살필 때 특히 눈여겨보는 것은 그동안 환자가 어떤 삶을 살아왔나이다. 발은 갑자기 다쳐서 아픈 경우도 있지만, 오랜 기간 삶의 무게를 견디며 통증이 쌓여나가는 경우가 많다. 특히 많은 환자들이 초기의 통증을 그냥 견디다가 병을 키우는 경우가 많아서 우리 병원을 찾을 때쯤이면 증상이 심해진 경우가 많다. 나이와 직업 등을 살펴 병력과 연결하는 방식으로 환자의 발 상태를 짐작할 수 있다.

환자를 대하기 전에 머릿속으로 시뮬레이션을 짧게 돌림으로써 준비를 마친다. 환자가 들어왔을 때 꼭 물어봐야 할 질문까지 구체적으로 떠올려 머릿속에서 질문해보거나 작게 소리 내어 말해보기도 한다. 이런 식으로 준비를 하면 각 환자에 맞춤해서 심층적인 질문으로 들어갈 수 있다.

물론 가장 많은 정보를 가지고 있는 것은 환자의 발이다. 발을 실제로 보는 순간 퍼즐의 모든 부분이 맞춰지는 것이다. 차트를 보며 떠올렸던 포인트와 환자의 발에서 얻은 정보, 여기에 영상의학의 힘까지 더해지면 진료실에서 발을 통해 인생을 읽게 된다. 지금까지 환자의 삶을 받쳐온 발의 과거를 돌아보고 현재 상태를 정확하게 진단한 다음 건강한 미래를 위한 치료 계획을 세운다. 이 발은 앞으로도 남은 인생을 떠받들고 나아가야 하니 허투로 다룰 수 없는 것이다.

우리 병원은 기회가 닿는 대로 지역 사회를 위한 의료 지원에 나서고 있다. 관내에 시민들이 참여하는 행사나 생활체육대회가 있을 때 의료 지원을 나가는 식이다. 주된 목적은 응급상황에 대처하는 것이지만, 아무래도 현장에 의료진이 나가 있다 보면 지역 주민들의 상담 요청이 쏟아지면서 뜻하지 않게 현장 진료실이 열리곤 한다. 적지 않은 주민들은 우리 병원의 이름을 알아보시고 먼저 다가와 궁금한 점을 묻기도 하신다.

진료실을 벗어나 현장에서 시민들을 직접 만나는 것은 의사에겐 새로운 경험이다. 진료실이라는 정돈된 환경에서 뚜렷한 목적을 가지고 온 환자들을 만나다보면 늘 진료하는 범위를 벗어나지 않기 마련이다. 하지만 현장에 나가 의료상담을 하다보면 사람들의 삶만큼이나 다양한 어려움이 있다는 것을 경험하게 된다. 간단한 상담과 조언만으로도 만족스럽게 해결되는 경우도 많지만, 당장 치료를 시작해야 할 상황인데도 참으며 견디는 모습들을 보면 안타까울 따름이다.

나는 환자들이 여러 병원을 다니며 진료 받는 것을 반대하지 않는다. 오히려 내게 진료를 받으러 오신 분들께도 확신이 들 때까지 다른 의견을 구해보시라고 권하기도 한다. 왜냐하면 여러 곳을 다니며 의견을 종합하는 수고를 더하는 쪽이 치료시기를 놓쳐서 건강을 해치는 것보다는 환자에게 이득이기 때문이다. 다만 단순히 병원을 순례하는 것보다는, 여러 병원을 거치면서 질문의 범위를 좁혀 치료 계획 수립과 실행으로 초점을 맞춰나가는 방식이어야 할 것이다.

병은 키우지 않는 것이 좋다. 아프지 않는 게 제일 좋겠지만, 일단 아프다면 애써 참기보다는 자랑하는 쪽이 낫다. 우리나라 사람들은 아프면 병원에 가는 것이 아니라 '좀 더 참아보는' 경향이 있다. 통증은 사라져도 병은 남아있을 가능성이 크기 때문에 조금이라도 이상을 느낀다면 병을 키우지 말고 전문의를 찾았으면 한다. 병을 키우며 살기에는 평균 수명이 길어졌다. 그러니 병을 일찌감치 관리하고, 아프면 바로 의사부터 찾는다는 것이 새로운 상식이 되었으면 한다.

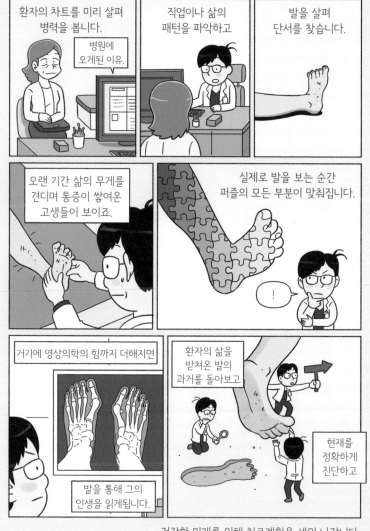

감동을 주는 좋은 병원

의대생 때는 막연하게 명의를 꿈꿨다. 내가 생각한 명의란 해당 분야에서 최고 수준의 의술을 가진 의사를 뜻했다. 새로운 치료법을 개발해서 환자들을 이롭게 하고 의료계에 자극을 주는 그런 의사 말이다. 의대생 박의현이 생각하던 명의란 한 마디로 '실력 있는 의사'였다. 그래서 공부하고 또 공부했다.

나는 특별히 명석한 사람은 아니었다. 하지만 나는 늘 꾸준한 사람이었다. 나는 어떤 상황이라도 포기하지 않고 계속 나아가는 사람이고자 했다. 의학의 많은 부분이 그렇지만 특히 수술은 이론만으로 이뤄지지 않는다. 결국, 현장에서 얼마나 더 많은 경험과 노력을 쌓아가며 숙련도를 높이는가가 중요하다. 나는 독하게 파고들었고 적어도 족부 수술에서만큼은 최전선에 서 있다고 자부할 수 있게 되었다.

직접 병원에 나가 환자들을 접하다보니 명의에 대한 기준이 조금은 달라졌다. 여전히 의술은 중요했지만, 그와 함께 환자들을 대하는 태도에 대한 고민이 시작되었다. 환자들은 대부분 불안과 싸우기 마련이다. 명의란 환자의 불안한 마음을 어루만지며 치료 효과를 높일 수 있어야 한다고 생각했다. 거울을 보며 웃는 연습을 시작한 것도 이때부터였다.

의사란 결국 결과로 말하는 존재다. 의사가 완치라는 결과에 도달하려면 환자와 힘을 합쳐 나아가야 한다. 의사가 환자에게 줄 수 있는 최고의 선물은 뛰어난 의술인 것은 분명하다. 하지만 그 의술을 환자의 눈에 보이도록 설명해주고 환자의 마음에 닿도록 이해시킬 때 의사를 믿고 힘을 낼 수 있다. 그래서 나는 의술의 최전선에 서는 것 못지않게 환자와 함께 그 최전선을 돌파하기 위한 노력을 중요하게 생각하고 실천해 왔다.

　군의관 시절에는 새로운 조건이 더해졌다. 그것은 바로 '환경'이었다. 최고의 의술을 제공하고 싶지만 환경이 열악하다면 어떻게 할 것인가? 의료 장비의 수준부터 행정이나 법적 문제까지 의사를 힘들게 하는 환경은 사방에 존재했다. 명의란 제한된 환경에서도 최선의 결과를 이끌어내야 하고, 그 이전에 적절한 의료 환경을 갖추는 것에도 관심을 두어야 할 것이다.

　요즘 우리 병원에서는 발목관절에 줄기세포 치료를 결합하는 방법에 대해 모색하고 있다. 현재의 수준에 안주하지 않고 첨단 의학을 주의 깊게 살피면서 환자에게 도움이 되는 치료법이 있다면 많은 가능성을 열어 두려는 것이다. 평균 수명이 길어지면서 환자들의 요구도 달라지고 있으며 의료 기관역시 끊임없이 혁신하려는 노력이 필요한 것이다.

　족부질환에 특화된 병원을 목표로 부지런히 달려왔고 병원장이라는 책임도 지고 있는 지금 묻는다면, '명의보다는 좋은 병원'이라고 말하고 싶다. 우리나라 환자들은 명의를 찾아 헤매고 있지만, 결국 환자를 돕는 것은 병원이라는 시스템이다. 의사 개인의 의술은 좋은 병원을 이루는 핵심 가치임에는 분명하지만, 좋은 병원은 최선의 의술을 중심으로 하는 강력한 의료 공동체가 되어야 한다.

<피터 드러커의 매니지먼트>를 뒤늦게 읽었다. 경영에 관심이 있는 사람이라면 반드시 읽어야 할 책이라는데, 의대생과는 접점이 없던 탓에 만날 기회가 없었다. 병원장이라는 책임에 고민이 많은 것을 본 지인께서 경영을 새롭게 이해하는데 도움이 될 것이라며 권해주었다.

의사들은 대체로 그저 의사로 남고자 하는 욕구가 강하다. 나 역시도 병원장을 맡고 있음에도 의사들 중에서 대표이지 자신이 경영자라는 자각을 하고 싶지는 않아 한다. 하지만 좋은 병원에 대해 고민할수록 의술을 넘어 병원 전체를 보게 되기 때문에 결국 의사이자 경영자라는 정체성을 받아들일 수밖에 없다. 그래서 드러커를 만나게 된 것이다.

<피터 드러커의 매니지먼트>에 내 가슴을 꿰뚫은 구절이 있다. 그것은 바로 '재능보다는 진지함'이라는 대목이었다. 나는 계속 경영자의 재능이 없는 내가 병원장을 맡은 것을 고민했다. 하지만 드러커는 "매니저는 재능 이전에 자신이 맡은 일에 대한 진지함을 갖춰야 한다"고 했다. 명의를 고민했고 지금은 좋은 병원을 고민하고 있는 나는 우리 병원을 정말 좋은 병원으로 만들고 싶다.

그렇다면 좋은 병원은 무엇일까? 오랫동안 명의를 꿈꾸며 나름의 답을 찾아왔듯이 지금의 나는 좋은 병원에 대한 질문을 던지며 답을 찾아가고 있다. 여러분께 묻고 싶다. 여러분이 생각하는 좋은 병원이란 무엇일까? 나는 우리 병원을 찾는 수많은 환자들이 마음속으로 바라는 좋은 병원이란 무엇인지 귀담아 들으며 우리 병원이 바로 그런 병원이 되도록 용기를 내고 싶다. 드러커의 표현을 빌리자면 '감동을 주는 좋은 병원'을 만들고 싶다.

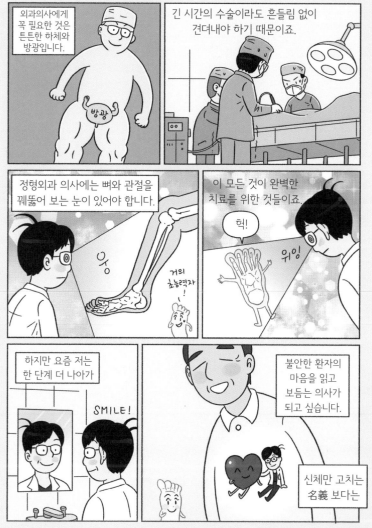

마음까지 헤아리는 仁醫가 진정한 의사니까요.

마음을 보듬는 의사가 되고 싶다

    나는 발을 보는 의사다. 발이 재미있어 족부를 전문 분야로 삼아 지금까지 성실하게 걸어왔다고 자부한다. 하지만 여전히 배우고 익힐 것이 많다고 생각한다. 하나를 익히고 내 것으로 소화했다고 생각하면 새로운 과제가 또 눈에 들어온다. 족부 하나만 놓고 보아도 평생을 갈고 닦아야 하겠다는 것이 솔직한 고백이다. 의사란 결국 평생 공부하며 살아가는 업이라 생각한다.

    요즘 나는 새로운 것을 배우고 있다. 그것은 바로 '사람의 마음'이다. 명의보다는 '좋은 병원'을 목표로 삼은 나이기에 좋은 병원을 이끄는 의사를 '인의(仁醫)'라 부른다. 내가 생각하는 인의는 사람의 마음까지 보듬는 의사다. 본질적으로 의사는 자신의 전문 분야의 신체를 확실하게 고쳐야 한다. 하지만 여기서 더 나아가 환자의 불안한 마음까지 보듬을 수 있는 의사가 되고픈 것이다.

수련의 시절의 잊을 수 없는 경험이 있다. 어떤 환자가 내이름을 대며 진료를 원한다는 것이었다. 내려가 보니 한동안 내가 파견을 나가있던 병원에서 수술을 받았던 환자였다. 나는 그 환자가 수술 받는 과정까지 지켜본 뒤 파견을 마치고 돌아왔는데, 유감스럽게도 그 환자는 재수술이 필요한 상태가 되어버렸다. 환자는 내 가운에 있던 세브란스 대학병원의 로고를 기억하고 물어물어 내가 있는 병원을 찾아온 것이었다.

환자는 처음 수술을 앞두고 불안한 마음을 가지고 있을 때에 우연히 만난 나에게 질문을 하였는데, 그때 내가 알기 쉽게 설명도 해주고 용기를 주었다는 것이다. 그래서 내 이름과 세브란스 대학병원을 기억해두었다고 한다. 환자의 상태를 고려해서 해당 분야의 교수님을 추천하고 돌아서면서 내가 입고 있는 의사 가운의 무게를 새삼 실감했다. 고작 내 이름 하나를 믿고 찾아오는 수고를 하신 것을 생각하니 의사로서 보람도 느꼈지만, 동시에 환자들의 마음을 누르고 있는 불안감을 덜어주는 것 역시 의사의 역할이라는 것을 깨닫게 되었다.

우리 병원에서는 수술과 입원 과정에서 적극적인 통증 관리를 하고 있다. 어떤 사람들은 굳이 대학병원 수준의 관리를 할 필요가 있냐고 묻기도 하지만, 환자의 불안감을 조금이라도 덜어주려는 노력인 것이다. 통증이 두려워 수술 시기를 놓치고 병을 키우는 환자들이 의외로 많다. 막연하게 참으라고 하지 않고 적극적인 통증 관리로 불안의 원인을 근본적으로 제거하려고 노력했다.

수술 후 입원 기간을 획기적으로 줄인 것도 환자들의 사회 복귀를 앞당겨주려는 노력인 동시에 수술에 대한 심적 부담을 덜어주려는 고민의 결과였다. 그렇게 줄여 놓은 입원 기간에서도 다시 조금이라도 마음의 부담을 덜어주고자 하다못해 입원실 휴게실에 커피 머신을 가져다 놓는 것까지 여러 시도를 했다. 최상의 의료를 제공하는 것은 기본이요, 여기에서 더 나아가 작은 것 하나에 의해서까지 환자의 마음을 생각하고 보듬는 병원을 만들고자 노력했다.

그래서 개인적으로는 신경정신과 전문의인 친구에게 배움을 청하고 있다. 환자의 불안감을 파악하고 치료 과정에서 생기는 마음의 짐을 덜어줄 수 있는 방법들을 보다 전문적으로 배우고자 하는 것이다. 환자의 신호를 정확하게 읽는 것부터 말 한마디를 할 때도 단어를 신중하게 고르는 태도까지, 그동안 진료실에서 당연하다고 생각했던 것들을 다른 각도에서 배우며 익히고 있다.

재미있는 것은 신경정신과 전문의인 친구는 오히려 내게 바로 서고 걷는 것을 배우려 한다는 것이다. 친구의 말로는 자세를 바로 하고 편안하게 걷는 것만으로도 불안감을 덜어내고 자신감을 얻을 수 있다는 것이다. 나는 발을 고치다가 마음을 배우려 하는데, 마음의 전문가는 오히려 지금까지 내가 해온 일들이 사람들의 마음에 자신감을 불어넣는 일이라고 하니 새삼 내가 하는 일을 다시 보게 되었다.

　발이 아파본 사람은 알 것이다. 발을 땅에 딛을 때마다 통증이 오는 것이 얼마나 몸과 마음을 힘들게 하는지 말이다. 겪어보지 못한 사람들은 '그깟 발'이라 하겠지만, 한번 아파본다면 발이 편한 것이 얼마나 중요한 것인지 절절하게 알게 될 것이다. 처음 진료실에 들어설 때 한 발 딛을 때마다 자기도 모르게 얼굴을 찡그리던 환자들이, 수술을 받고 퇴원을 할 때 환한 얼굴로 병원을 나서는 것을 볼 때야말로 발을 고치는 의사 박의현이 보람을 느끼는 순간이다.

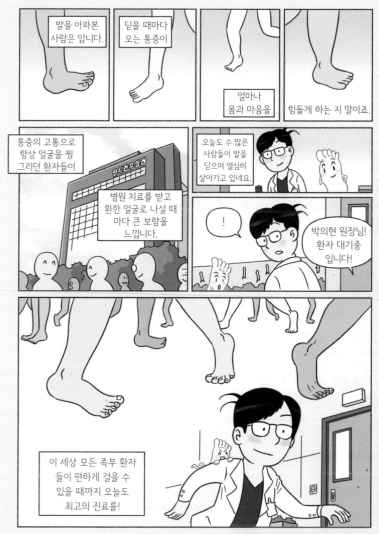

족부전문의 박의현이 여러분께 드리는 약속입니다.

에필로그

대학 진학을 앞둔 아들이 의사의 길을 진지하게 고민하고 있다. 그동안 아들의 장래희망은 구글에서 일하는 것이었다. 요즘 또래들이 그런 것처럼 우리 아들도 스마트폰과 인터넷을 공기처럼 호흡하며 지냈다. 자신이 쓰는 많은 것들에서 구글의 로고를 찾아낸 아들은 누가 가르쳐주지도 않았는데 구글의 엔지니어가 되겠다는 목표를 세운 것이다. 그러던 아들이 의사라는 직업을 진지하게 고민하고 있는 것을 본다. 이 아버지가 의사로 살아온 삶이 영향을 준 것이라 생각하니, 오늘따라 내 이름이 새겨진 의사 가운이 더 무겁게 느껴진다.

언젠가 "아들은 아버지의 등을 보고 자란다"는 말을 들었다. 아버지의 등이란 상징적인 표현이겠지만, 내 경우엔 집에 있는 시간보다는 병원에서 보낸 시간이 더 많아서 그 아버지의 등마저도 자주 보여주지 못했다는 미안함이 있다. 늘 피곤한 상태로 집에 들어왔다가도 병원에서 급한 연락을 받으면 늦은 시간에라도 뛰쳐나가니 아빠로선 후한 점수를 받기는 어려울 것이다. 그런데도 "우리 아빠가 많은 환자들을 고쳐주는 의사라는 게 자랑스럽다"고 했다는 얘길 전해 듣고 '그래도 내가 잘 살아왔구나' 생각하며 나도 모르게 눈시울이 뜨거워졌다.

의사를 평생의 업으로 고민하는 아들에게 격려에 앞서 의사의 길이 얼마나 고된 것인가를 말할 수밖에 없었다. 의사는 되기도 어렵지만, 되고 나서도 끊임없이 자신을 갈고 닦아야 하는 일이기 때문이다. 그 길을 앞서 걸었던 사람으로서 사람의 생명을 다루는 일이 얼마나 무거운 것인지 알려주고 싶었다. 그만큼 큰 각오와 노력이 필요하고, 그만큼 과분한 보람을 얻는 길이 바로 의사로 살아간다는 것이니까.

발만 보고 걸어왔다. 정형외과의 매력에 빠졌고 족부 하나만 보고 파고들었다. 누구는 묻는다. 하루 종일 발만 보면 힘들지 않느냐고 말이다. 아픈 발들은 저마다의 사연을 가지고 나를 찾아온다. 하나의 발을 고치는 것은 하나의 삶을 바로 세우는 일이다. 물론 나도 사람인지라 때론 지치고 힘들 때가 있다. 하지만 한 사람의 삶을 바로 세우는 일이기에 적어도 아픈 발 앞에서는 최고의 의사이고자 노력하고 있다.

어찌 보면 발처럼 살아왔다. 겉으로 보기엔 투박하고 그저 견디는 일만 하는 것처럼 보이지만 속으로는 복잡한 구조로 온몸을 지탱하며 한 사람의 삶을 고스란히 받아낸다. 나 역시 특출하게 명석한 사람은 아니었으나 견디고 또 견디면서 의사의 길을 걸어왔다. 어느 순간이라도 멈추지 않고 다만 한걸음이라도 앞으로 나가고자 노력했다. 적어도 족부에서만큼은 '의사 박의현'이라는 이름이 나름의 무게를 지니도록 살아왔다고 생각한다.

삼성전자를 꿈꾸던 아버지는 발을 고치는 의사가 되었다.

이제 구글을 꿈꾸던 아들이 의사의 길에 나서려 한다. 눈 덮인 길을 홀로 걸을 때라도 흔들리지 말고 똑바로 걸으라는 말이 있다. 뒤따라오는 사람이 내 발자국을 따를 수 있기 때문이다. 여러 스승님들과 선배님들의 발자국을 따르던 내가 이제는 누군가를 위해 발자국을 남기게 되었다. 지금까지 그래왔던 것처럼 앞으로도 의사의 길을 똑바로 걸어갈 것이라 다짐해본다.

나는 발만 보기로 했다

정형외과 족부전문의 박의현의 메디컬 에세이

초판 1쇄 발행 2020년 5월 21일

지은이 박의현
발행인 도 영

기획 이광호
편집 장익준
마케팅 하서린
디자인 호예원
일러스트 홍승우

발행처 솔빛길
출판등록 2012-000052
주소 서울시 마포구 동교로 142, 5층
전화 02)919-5517
팩스 0505)300-9348
이메일 anemone70@hanmail.net

ISBN 978-89-98120-65-8 (03510)

이 도서의 국립중앙도서관 출판예정도서목록(CIP)은 서지정보유통지원시스템 홈페이지(http://seoji.nl.go.kr)와 국가자료공동목록시스템(http://www.nl.go.kr/kolisnet)에서 이용하실 수 있습니다.(CIP제어번호: CIP2020018299)

* 책값은 뒤표지에 있습니다.